Willibald Gawlik
Die homöopathische Anamnese

Meinen besten Lehrmeistern –
Meinen Patienten

Die homöopathische Anamnese

Willibald Gawlik

7 Abbildungen, 6 Tabellen

Hippokrates Verlag Stuttgart

Die Deutsche Bibliothek - CIP-Einheitsaufnahme
Gawlik, Willibald:
Die homöopathische Anamnese / Willibald Gawlik. - Stuttgart
: Hippokrates-Verl., 1996
ISBN 3-7773-1162-6

Anschrift des Verfassers:

Dr. med. Willibald Gawlik
Hofzaunweg 11
83677 Greiling

Wichtiger Hinweis

Wie jede Wissenschaft ist die Medizin ständigen Entwicklungen unterworfen. Forschung und klinische Erfahrung erweitern unsere Kenntnisse, insbesondere was Behandlung und medikamentöse Therapie anbelangt. Soweit in diesem Werk eine Dosierung oder eine Applikation erwähnt wird, darf der Leser zwar darauf vertrauen, daß Autoren, Herausgeber und Verlag große Sorgfalt darauf verwandt haben, daß diese Angabe dem Wissensstand bei Fertigstellung des Werkes entspricht.
Für Angaben über Dosierungsanweisungen und Applikationsformen kann vom Verlag jedoch keine Gewähr übernommen werden. Jeder Benutzer ist angehalten, durch sorgfältige Prüfung der Beipackzettel der verwendeten Präparate und gegebenenfalls nach Konsultation eines Spezialisten festzustellen, ob die dort gegebene Empfehlung für Dosierungen oder die Beachtung von Kontraindikationen gegenüber der Angabe in diesem Buch abweicht. Eine solche Prüfung ist besonders wichtig bei selten verwendeten Präparaten oder solchen, die neu auf den Markt gebracht worden sind. Jede Dosierung oder Applikation erfolgt auf eigene Gefahr des Benutzers. Autoren und Verlag appellieren an jeden Benutzer, ihm etwa auffallende Ungenauigkeiten dem Verlag mitzuteilen.
Geschützte Warennamen (Warenzeichen) werden nicht besonders kenntlich gemacht. Aus dem Fehlen eines solchen Hinweises kann also nicht geschlossen werden, daß es sich um einen freien Warennamen handele.

ISBN 3-7773-1162-6

Printed in Germany 1996
Satz: Fotosatz Sauter GmbH, 73072 Donzdorf
Druck: Druckerei Schäuble, 70195 Stuttgart

Inhalt

Vorwort

Als ich mir die Aufgabe stellte, ein Buch über die homöopathische Anamnese zu verfassen, war ich mir darüber im klaren, daß ich eine Menge Material zu verarbeiten hatte. Meine eigene 40jährige Erfahrung in der Anamnese ließ mich schließlich den Schritt zur Veröffentlichung wagen. Ich beschloß zu berichten, was ich während meiner Lehrtätigkeit und in meiner Praxis an hilfreichen Erfahrungen gesammelt habe.
Im Lauf der Jahre habe ich die Beobachtung gemacht, daß bereits die bloße Betrachtung des Patienten »blitzartig« zur Erkenntnis wichtiger Zusammenhänge führen kann, ohne daß nur ein Wort gewechselt ist.
Den Ursprung der dieser Fähigkeit zugrundeliegenden Gedankengänge zu benennen, ist mir nicht möglich; je länger ich jedoch homöopathisch gearbeitet habe, desto häufiger und genauer stellte sich diese Erfahrung ein.

Zu Beginn möchte ich daher mein erstes großes Anamnese-Erlebnis der Homöopathie stellen, welches ich als Assistent im Homöopathischen Krankenhaus in München-Höllriegelskreuth hatte:

> Nach vier Wochen hatte ich als Assistent das Vorgehen bei der Erhebung einer Anamnese in diesem mir völlig neuen Bereich kennengelernt, mich mit den Arzneimittelbildern bekannt gemacht und beobachtet, wie man dieselben mit dem Symptombild des Patienten in Analogie stellt. Zu dieser Zeit bekam ich den Auftrag, einen neu eingetroffenen älteren Patienten anamnestisch aufzunehmen. Erst nach vier Stunden intensivstem und genauestem Studium war es mir möglich, *Arsenicum album* als das richtige Arzneimittel zu identifizieren. Dieses Ergebnis sollte ich zunächst für mich behalten: Mein Vorgesetzter wollte am nächsten Morgen unabhängig von meinem Urteil die endgültige Entscheidung treffen.
> Zu meiner großen Verblüffung flüsterte mir dieser bei der Visite bereits nach dem ersten Händedruck und wenigen Begrüßungsworten an den Patienten zu: »Der braucht bestimmt Arsenicum album!«. – Ein markantes Erlebnis!

Ziel dieses Buches ist es, den Lesern nicht nur die nötigen Informationen zur Erhebung einer homöopathischen Anamnese weiterzureichen. Ich möchte Ihnen darüber hinaus einige, meiner persönlichen Erfahrung entsprungene, »Kleingärtnertricks« vorstellen, die möglicherweise auch Ihnen weiterhelfen, zumindest aber Anregungen geben sollen.
Darüber hinaus ist es mir besonders wichtig, die Faszination darzustellen, die von einer homöopathischen Anamnese ausgehen kann: Optische, akustische und andere Sinnesreize werden Ihren Blick auf den Menschen als ein wunderbares, facettenreiches Geschöpf lenken, welches auch dann seinen Reiz nicht verlieren wird, wenn Sie routiniert und (selbst)kritisch ans Werk gehen.

Danken möchte ich allen, die mir bei der Bearbeitung und Herstellung dieses Buches geholfen haben. Mein Dank gilt hier vor allem meiner Frau Edeltraud, die seit über 40 Jahren mein Leben begleitet und mir mit gutem Rat und Kritik viel geholfen hat.

Ich danke dem Hippokrates Verlag, bei dem ich dieses Buch als drittes Werk herausgebe. Insbesondere danke ich dort *Dorothee Seiz,* deren großes Verständnis vieles zur Motivation gerade für dieses Werk beigetragen hat. Ihr habe ich es auch zu verdanken, daß sie mir mit *Sabine Thul,* MA, jemanden an die Seite stellte, der meine Arbeit fachgerecht redaktionell betreute. Auch allen Beteiligten in den anderen Bereichen gilt an dieser Stelle mein herzlicher Dank.

Dies Buch soll allen Kolleginnen und Kollegen, die homöopathisch arbeiten wollen, eine wichtige Richtschnur sein zum Erlernen der homöopathischen Anamnese und zu deren praktischer Anwendung bei ihren Patienten.

Greiling, Januar 1996 *Willibald Gawlik*

1 Einführung

Eigenbericht des Erkrankten • Hahnemanns »Organon« • Identität des Patienten

Unter dem Begriff »homöopathische Anamnese« verstehen wir die Erhebung des wirklichen - und vermeintlichen - Wissens des Kranken von seiner Krankheit und deren Entstehung.

Dieser Definition liegt eine Erweiterung des ursprünglichen Begriffes, der sich nur auf die Vergangenheit bezieht, zugrunde (gr. anamneses = Erinnerung). Befreit man sich jedoch von der wortgetreuen Übersetzung und begreift ihn im Sinne der Homöopathie, bezieht er sich auf Vergangenes und Gegenwärtiges.

Bei der Anamnese handelt es sich um den Eigenbericht des Erkrankten über seine Krankheit bzw. deren Symptome. So formuliert es *Hahnemann* im Organon, § 7:

»... daß es einzig die Symptome sind, durch welche die Krankheit, die zu ihrer Hilfe geeignete Arznei erfordert, auf diesselbe hinweisen kann. - So muß die Gesamtheit dieser ihrer Symptome, **dieses nach außen reflektierte Bild des inneren Wesens der Krankheit, das ist des Leidens der Lebenskraft das hauptsächlichste und einzige sein, wodurch die Krankheit zu erkennen geben kann, welches Heilmittel sie bedürfe. (...) Es muß mit einem Wort die Gesamtheit der Symptome für den Heilkünstler das hauptsächlichste und einzige sein, was er an jedem Krankheitsfall zu erkennen und durch seine Kunst hinweg zu nehmen hat, damit die Krankheit geheilt und in Gesundheit verwandelt werde.«**

Es werden Diskussionen darüber entfachen, ob es richtig ist, die **Homöopathische Anamnese** von der schulmedizinischen Anamnese gesondert zu betrachten. Viele sind der Meinung, beide sind von derselben Qualität. *Hahnemanns* Organon bietet die Rechtfertigung, die homöopathische Anamnese als gewinnbringend für Patienten und Arzt zu verstehen. Zahlreiche Belege aus diesem Werk werden dies im folgenden immer wieder unterstreichen. Zum anderen dient die homöopathische Anamnese nicht nur dazu, die Krankheit des Patienten zu erfassen und zu diagnostizieren, sondern insbesondere auch der Erkennung der Identität des Menschen und schließlich der Arzneimittelfindung.

Diese für die Homöopathie insgesamt grundlegenden Überlegungen sind Thema dieses Kapitels. Im folgenden werden wir jedoch sehr schnell feststellen, daß uns die homöopathische Anamnese über das Grundsätzliche hinaus Fähigkeiten abverlangt, die einerseits auf Erfahrung beruhen, aber auch den ganz persönlichen Einsatz kontinuierlich fordern. Wir werden unter anderem sehen, wie wichtig die gezielte Schulung unserer Wahrnehmungen sein wird und unser Verhalten im Gespräch von uns, dem Umfeld und der ganz besonderen Situation unseres Patienten bedingt ist. Wichtige Werkzeuge sind unsere Augen, Ohren, Nase und unsere Hände. Unsere Aufmerksamkeit dem einzelnen Patienten gegenüber wird dabei übergehen in eine Faszination, die das Phänomen »Mensch« in seiner Gesamtheit reflektiert.

Grundlagen der homöopathischen Anamnese

Klinische Grundanamnese • Entscheidung zur homöopathischen Therapie • individualisierende Untersuchung • Material zur Arzneimittelfindung • Ganzheit der Medizin

Die Ziele der homöopathischen Anamnese weichen zunächst nicht grundlegend von denen der Schulmedizin ab. Wenn irgend möglich, soll oder muß sogar eine Diagnose der Krankheit gestellt werden.

▶ Oft sind wir erst nach der Diagnosestellung in der Lage, abzuschätzen, ob wir in diesem Fall homöopathisch behandeln sollen, dürfen oder müssen.

Im Behandlungsplan entscheidet der homöopathische Arzt entsprechend seiner Erfahrung, seinem Können und seinen Fähigkeiten nach bestem Gewissen, ob überhaupt eine homöopathisch-arzneiliche Therapie angezeigt ist und eine zusätzliche Therapie, ob chirurgisch oder fachärztlich, in Frage kommt bzw. diagnostisch notwendig erscheint. Ist die Entscheidung für eine ausschließlich homöopathische Therapie gefällt, beginnt die spezifische Arbeit.

▶ Über die klinische Grundanamnese hinaus muß eine zusätzliche homöopathische Anamnese integriert werden.

Dies bedeutet eine deutliche Erweiterung. Damit sind wir in der Lage, die individualisierende Untersuchung eines Krankheitsfalles durchzuführen und eine der grundlegenden Richtlinien *Hahnemanns* zu erfüllen. Sein Organon ist, wie bereits *Köhler (Köhler, G.: Lehrbuch der Homöopathie, Bd.I, 6. Aufl. Hippokrates, Stuttgart 1994)* bemerkte, die wichtigste Quelle zur Anamnese-Erhebung in der gesamten medizinischen Literatur überhaupt.

Ganzheit der Medizin

Symptome, Phänomene und Modalitäten sind unser Material für die homöopathische Arzneimittelfindung. Wir haben so stets den ganzen Menschen und sein Umfeld im Blick und sind vor der einseitigen Spezialisierung geschützt.

Gesundheit und Krankheit

Harmonie • Abweichen vom Gleichgewicht • einheitliches Bild der Krankheit

Oft vergißt man, daß neben dem Körper auch Geist und Seele vorhanden sind, und damit ein Bewußtsein existiert, das nicht an Körperzellen zu binden ist.
Was auch immer im Körper eines Lebewesens geschieht, ist Ausdruck einer Information. All die großen Funktionen sind nicht allein aus der Materie heraus erklärbar, sondern abhängig von einer Information, deren Ausgangspunkt das Bewußtsein ist. Wenn all unsere verschiedenartigsten Körperfunktionen in bestimmter Weise zusammenspielen, entsteht ein Muster, das wir als harmonisch empfinden, und wir bezeichnen dies mit dem Begriff **Gesundheit.** Krankheit hingegen bedeutet ein Verlassen dieser Harmonie. Die Ordnung gerät aus der Balance. Dieses Abweichen vom Gleichgewicht findet in unserem Bewußtsein auf der Ebene der Information statt. Unser Körper spiegelt lediglich alle Prozesse und Veränderungen wider, die im Bewußtsein vorgehen. Symptome gibt es unendlich viele und sind alle Ausdruck dieses einen und immer gleichen Geschehens, das wir **Krankheit** nennen.

▶ Das heißt, daß wir eine Einteilung in somatische, psychosomatische, psychische und geistige Krankheiten nicht in die Homöopathie übernehmen können, da ein solches Konzept eher geeignet ist, das Verstehen von Krankheiten zu verhindern als zu erleichtern.

Ein Körper kann ohne Bewußtsein nicht leben. Ebenso kann er ohne Bewußtsein nicht krank sein, keine Symptome zeigen. So werden wir im folgenden versuchen, ein einheitliches Bild der Krankheit zu entwickeln, das die Unterscheidung »somatisch, psychisch, geistig« allenfalls auf die Ausdrucksebene des Symptoms bezieht.

Wir werden also nicht nach Manier eines Theaterkritikers Schauspieler, Kulisse, Requisite, Regie getrennt voneinander analysieren, sondern das Stück in seiner Gesamtheit betrachten.

Der schulmedizinische Begriff der Krankheit ist eine Abstraktion. Dies wird deutlich, wenn wir uns überlegen, ob wir schon einmal einen Husten oder einen Schnupfen als Begriff »gesehen« haben – nicht anhand seiner Symptome. Oder können wir menschliche Eigenschaften wie Liebe, Haß oder Gram sehen? Wir können sogar noch weiter gehen: Was ist Licht? Eigenschaften des Lichtes kann man aufzählen; aber damit ist das wahre Wesen des Lichtes noch nicht erklärt. So müssen wir auch den Begriff der Krankheit auffassen. Wir können ihre Eigenschaften, ihre Symptome aufzählen. Die Eigenschaften einer Pneumonie sind bekannt – das Wesen dieser Krankheit jedoch ist abhängig vom Individuum, das diese Krankheit befällt. Wir müssen also, wollen wir eine Krankheit heilen, den ganzen Menschen erfassen.

Der Philosoph *Gadamer* definiert den Begriff »Gesundheit« sehr klar: »Gesundheit ist nicht etwas, was man erzeugen kann. Am anschaulichsten ist es, sich die Gesundheit als Gleichgewichtszustand zu denken.« *(Gadamer, H. B.:* Über die Verborgenheit der Gesundheit. Bibliothek Suhrkamp. Suhrkamp, Frankfurt a.M. 1993)

Symptome

Signale • Deutung des Symptoms • Symptome sind Phänomene der Krankheit • Sprache der Symptome

Symptome dürfen nicht mit der Krankheit gleichgesetzt werden; sie sind deren Phänomene und dienen als wesentliche Wegweiser zum richtigen Arzneimittel (*Hahnemann,* Organon, § 6).

Die Kontinuität eines Lebens wird zumeist deshalb plötzlich und manchmal sehr heftig unterbrochen, weil ein sich im Körper des Menschen manifestierendes Symptom die Aufmerksamkeit auf sich zieht und damit eine Änderung bewirkt.

▶ Ein Symptom ist ein Signal, das Interesse – auch innerhalb einer Familie – weckt, das Energien auf sich lenkt und damit den kontinuierlichen Lebenslauf in Frage stellt. Es erzwingt Beachtung.

Wir selbst empfinden diese von außen kommende Unterbrechung, diese Krankheit, als Störung und unser Ziel ist es, das, was uns gestört hat, oder die Störung selbst wieder zum Verschwinden zu bringen. Das bedeutet, wir nehmen den Kampf gegen dieses Symptom auf, wenden uns diesem zu. Das Symptom erreicht – unabhängig davon, ob es sich als Schmerz, Juckreiz oder anders äußert –, daß wir uns mit ihm beschäftigen *(vgl. Hahnemann,* Organon, § 7).

Historisch betrachtet, legte bereits *Hippokrates* den Grundstein für das schulmedizinische Verständnis des Symptoms. Das Symptom wird als mehr oder weniger zufälliges Ereignis bewertet, dessen Causa in funktionellen Abläufen gründet. Diese zu erforschen, gilt die Aufmerksamkeit.

Die Deutung des Symptoms jedoch bleibt dem Homöopathen überlassen, der es als Signal versteht.

> *Dethlefsen* bietet uns hierfür einen wunderbaren Vergleich: Ein Auto besitzt verschiedene Kontrollampen, die nur dann aufleuchten, wenn eine wichtige Funktion des Autos nicht mehr gesetzmäßig funktioniert. Leuchtet im konkreten Fall während einer Fahrt ein solches Lämpchen auf, so sind wir darüber keineswegs erfreut. Von diesem Signal fühlen wir uns aufgefordert, die Fahrt zu unterbrechen. Trotz unseres verständlichen Unmutes wäre es eine Dummheit, auf das Lämpchen böse zu sein. Denn schließlich informiert es uns über einen Vorgang, den wir nicht so schnell wahrgenommen hätten, da er in einem uns verborgenen Bereich liegt. Das Aufleuchten des Lämpchens veranlaßt uns, einen Fahrzeugmechaniker zu beauftragen, mit dem Ziel, daß das Lämpchen nach dessen Intervention nicht mehr leuchtet und wir unsere Fahrt fortsetzen können. (*Dethlefsen, Th., Dahlke, R.:* Krankheit als Weg. Bertelsmann, München 1983).

Was wäre nun, wenn der Fahrzeugmechaniker dieses Ziel verwirklichen würde, indem er einfach nur die Birne des Lämpchens entfernt? Wir wollten doch, daß das Lämpchen nicht mehr aufleuchtet. Dieser Weg, um das Ziel zu erreichen, ist zu vordergründig. Es ist sinnvoller, das Aufleuchten des Lämpchens überflüssig zu machen, anstatt es am Leuchten zu hindern. Dazu muß man den Blick vom Lämpchen lösen und ihn auf die dahinter verborgenen Bereiche richten. Diese sind dem Fahrzeugmechaniker bekannt und er kann die Ordnung wiederherstellen. Die Rolle des Lämpchens bestand darin, uns und ihm einen Weg zu weisen und ihn zu Fragen zu veranlassen.

Dieser Vergleich läßt sich leicht auf den Umgang mit den Symptomen unseres Patienten übertragen. Was sich im Körper als Symptom äußert, ist sichtbarer Ausdruck eines unsichtbaren Prozesses. Es signalisiert, daß etwas nicht in Ordnung ist und veranlaßt uns zu suchen, was nicht in Ordnung ist.

▶ Unsere Aufgabe besteht darin, uns mit Form und Inhalt der Krankheit zu beschäftigen, das heißt, Krankheiten und Symptome nicht gleichzusetzen.

Hahnemann spricht davon, daß Symptome die nach außen projizierten Erscheinungen und Phänomene der Krankheit sind.

▶ Das Symptom manifestiert sich im Falle des Verlustes einer bestimmten Ordnung im Körper als Signal für uns.

Außerdem ist es Informationsträger, denn durch sein Auftreten unterbricht es den üblichen Lebensalltag. Es informiert uns darüber, daß uns »etwas fehlt«.

Der homöopathische Begriff vom Unterschied zwischen Krankheit und Symptom ändert unsere Grundhaltung, jedoch auch die des Patienten. Er ändert seinen Umgang mit der Krankheit, indem er das Symptom nicht mehr als Feind und Zeichen der Vernichtung interpretiert, sondern es als Partner begreift, der ihm helfen will. Er empfindet diese unliebsame Störung seines Daseins, seine Krankheit vielleicht sogar als »Schicksal« im ursprünglichen Sinne, das heißt als ein ihm gesendetes Heil (lat. salus = Heil). Manche Patienten verspüren erst Jahre danach das Heilsame ihrer Erkrankung.

Auch für den Arzt stellt das Symptom einen Partner dar, denn es zeigt den Weg, den wir gehen müssen, um das richtige Arzneimittel zu finden. Das setzt allerdings voraus, daß wir die Sprache der Symptome verstehen. Sie ist keine künstliche Sprache, sondern eine aus der Natur entstandene. Diese Sprache spiegelt die Zusammenhänge zwischen Körper, Geist, Seele und Psyche wider. Lauschen wir in sie hinein, eröffnet sich ein ungeheures, faszinierendes Feld. Die Homöopathie bietet uns diese Möglichkeit des Zuhö-

rens, da sie dem Erlernen dieser Sprache dient.
Haben wir diese Sprache einmal gelernt, werden wir feststellen, daß uns die Symptome ungemein Wichtiges zu sagen haben. Sie sind uns eng vertraut, gehören zu uns, auch wenn wir selbst einmal krank sind, und öffnen uns als Ärzten auch den Weg zur Findung des richtigen Arzneimittels.
Symptome sind, um in ihrer Sprache zu sprechen, »unglaublich, brutal, ehrlich«: Sie sagen uns ungeschminkt die Wahrheit. Möglicherweise aufgrund dieser Tatsache ertragen wir sie nicht immer. Die Homöopathie beschäftigt sich ganz intensiv mit ihnen.

Arzneimittel

Similia similibus • Arzneimittelprüfung • Potenzierung • Dynamisierung • Arzneimittellehre

Die Arzneimittel mit ihren Prüfungssymptomen sind das Spiegelbild zur Symptomatik unseres Patienten. Sie bestehen aus einer Substanz und aus einem Wesen.
Wie wir gesehen haben, sind die Symptome des Patienten das Wesentlichste für die homöopathische Anamnese. Wie finden wir nun das geeignete Arzneimittel?

- *Hahnemanns* Grundsatz lautet »Similia similibus«, das bedeutet »Ähnliches mit Ähnlichem«.

Das heißt, die Symptomatik des Patienten, die wir während der Anamnese feststellten, soll eine große Ähnlichkeit zur Symptomatik des Arzneimittels aufweisen. Dieses passende Arzneimittel zu suchen, ist unsere Aufgabe. Wir finden es aufgrund seiner »eigenen Symptomatik«. Wie ist dies zu verstehen?

Im *Organon (§ 104)* lesen wir:
»Der Heilkünstler, wenn er die Gesamtheit der den Krankheitsfall vorzüglich bestimmenden und auszeichnenden Symptome – mit anderen Worten das Bild der Krankheit – einmal genau aufgezeichnet hat, so ist auch die schwerste Arbeit geschehen. Der Heilkünstler hat dann bei der Cur, vorzüglich der chronischen Krankheiten, auch immer vor sich, kann es in allen Teilen durchschauen und die charakteristischen Zeichen herausheben um eine gegen diese, d.h. gegen das Übel selbst gerichtete, treffend ähnliche künstliche Krankheitspotenz in den homöopathischen Arzneimitteln entgegenzusetzen. Dieses wird gewählt aus den Symptomreihen aller nach ihnen reinen Wirkungen bekannt gewordenen Arzneien.«

- Die zweite und sehr wichtige Aufgabe des »Geschäftes eines echten Heilkünstlers« ist damit laut *Hahnemann* die Erforschung der zur Heilung der natürlichen Krankheiten bestimmten Werkzeuge.

Das heißt, der homöopathische Arzt sucht nach der krankmachenden Kraft der Arzneimittel. Aus der Symptomenreihe des gewählten Arzneimittels wird daraufhin eine künstliche Krankheit zusammengesetzt, deren Hauptsymptomenkomplex dem der zu heilenden Krankheit möglichst ähnlich ist *(vgl. Hahnemann,* Organon § 105). Grundvoraussetzung ist also, daß wir die eine künstliche Krankheit erregende Wirksamkeit jeder einzelnen Arznei kennen müssen. Wir müssen die Fähigkeiten einer jeden Arznei beobachten, wie sie krankhafte Symptome und Befindungsveränderungen beim gesunden Menschen erzeugt. Erst dieses Verfahren macht uns eine Krankheit begreiflich. Diese faszinierende Erkenntnis gestattet uns, eine Arznei als homöopathisches Heilmittel auszuwählen und einzusetzen.

Hahnemann führte mit diesem Prinzip die erste Arzneimittelprüfung in der Geschichte der Medizin durch und gab uns damit die Möglichkeit, die Kraft einer Arznei am gesunden Menschen zu untersuchen, das heißt, festzustellen, welche Symptome sie auslöst.

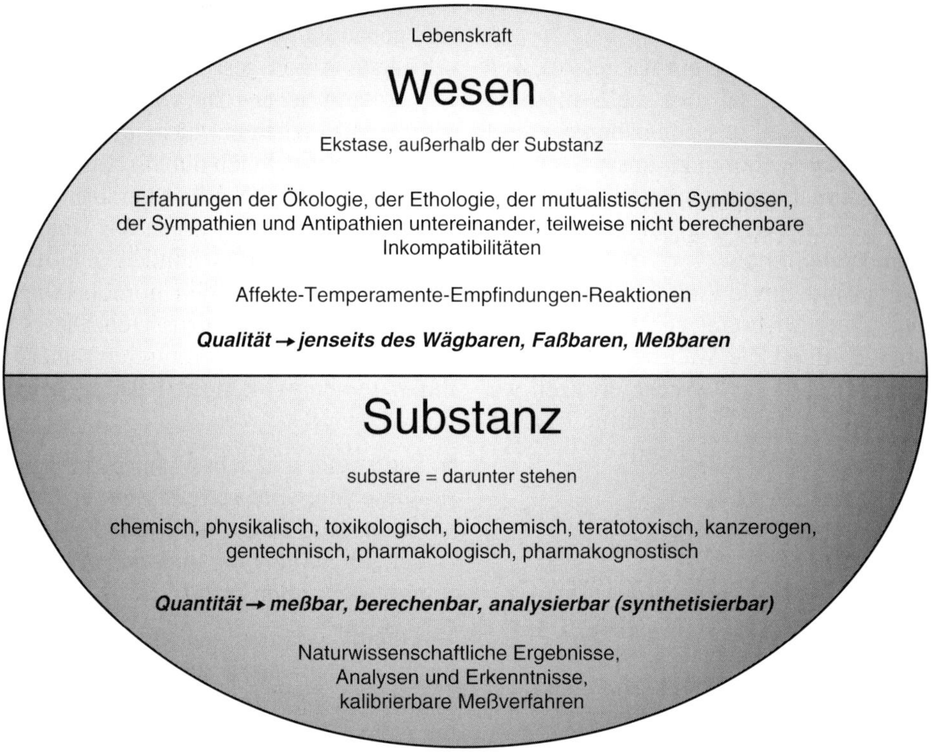

Abb. 1: §§ 105–145 (*Hahnemann,* Organon): Das Arzneimittelbild aus dem Bereich der Pflanzen, Tiere, Mineralien, Metalle, Salze, Synthetika und Nosoden

Die *Abbildung 1* zeigt das Arzneimittel als einen Kreis, der in der Mitte waagerecht durch eine Linie in zwei Halbkreise getrennt ist. Der untere Halbkreis repräsentiert die Substanz (lat. substare = darunterstehen). Die **Substanz** eines jeden Arzneimittels, das heißt unabhängig davon, ob es pflanzlicher, mineralischer, metallischer, tierischer oder sonstiger Herkunft ist, ist chemisch bestimmbar, physikalisch meßbar und in seiner Toxikologie berechenbar. Das bedeutet, daß wir in der Substanz Daten finden, die im naturwissenschaftlichen Sinne beweisführend für die Bestätigung der Echtheit einer Substanz, deren Vorhandensein, aber auch für deren pharmakologische Verwendung notwendig sind.

▶ Die Substanz eines Arzneimittels ist folglich naturwissenschaftlich determinierbar und definierbar.

In der Homöopathie besteht die Möglichkeit, eine Substanz auch in verdünnter Form anzuwenden. *Hahnemann* machte die Entdeckung, daß ein Kranker auf das ihm ähnliche Arzneimittel im allgemeinen besser und intensiver anspricht, wenn es nicht in der Urform, sondern in einer rhythmischen Verdünnung, das heißt potenziert gegeben wird. Hierfür war eine horizontale Motilität notwendig. Die Substanz wird immer weiter verdünnt, und zwar in bestimmten Zahlenreihen; in Dezimal- und Centimal-Verdünnungen, aber auch in Q-Potenzen (Quinquagintamillesimal-Potenzen). Diese Verdünnungsstufen reichen bis zur Loschmidtschen Zahl (10^{-23}), die im naturwissenschaftlichen Sinne den »Grenzpfahl« einer vorhandenen Substanz darstellt, und ihre Überschreitung ist unter diesem Aspekt betrachtet sinnlos *(vgl. Abb. 2).*

▶ Ein potenziertes Arzneimittel entfaltet aber seine Heilwirkung ausschließlich nur dann, wenn es nach allen homöopathischen Grundsätzen angewendet wird. Ebenso entscheidend ist daher das **Wesen** des Arzneimittels.

Wie uns die *Abbildung 1* zeigt, besitzt das homöopathische Arzneimittel neben der Substanz noch eine weitere Kraft - sein Wesen. Es wurde bereits dargestellt, daß auch beim Menschen physikalisch meßbare Einheiten - »Substanzen« - nur einen Teil seines Wesens repräsentieren. Denn alle Qualitäten des Menschen, seine Eigenschaften, Charakterzüge, Temperamentsäußerungen, und seine Werte, ob Liebe, Glaube, Hoffnung, Treue usw., sind nicht im naturwissenschaftlichen Sinne meßbar. Dennoch sind diese Werte vermutlich höher anzusiedeln als die der Mathematik, Physik oder Chemie. Sie bedeuten Lebenskraft. In diesem Sinne verstand dies auch *Hahnemann* und wies diese Kraft auch dem Wesen der homöopathischen Arzneimittel zu, so daß die Dynamisierung oder Potenzierung eines Medikamentes in diesen Bereich fällt. Im Gegensatz zur Verdünnung der Substanz entspricht diese Potenzierung einer vertikalen Motilität *(Abb. 2).*

▶ Die Dynamis, d. h. die Lebenskraft eines Arzneimittels, wird - unabhängig von der Verdünnungsstufe - vertikal immer weiter verstärkt und überwindet damit die Loschmidtsche Zahl.

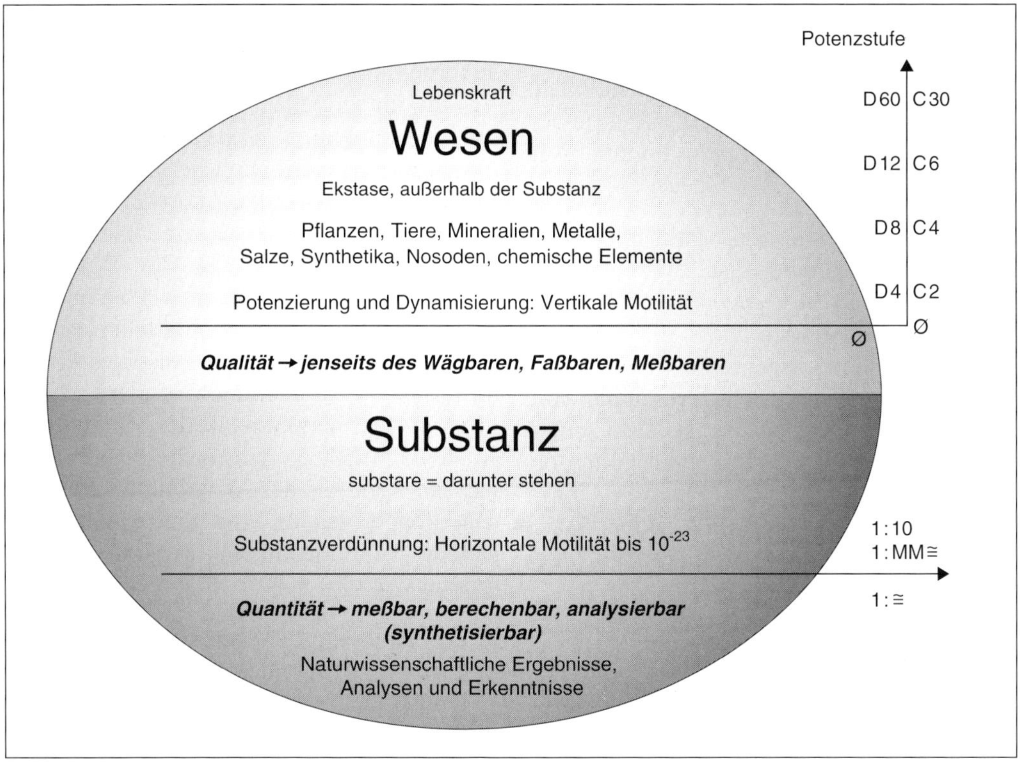

Abb. 2: §§ 105–291 *(Hahnemann,* Organon): Das potenzierte Arzneimittel

»Den Stoff sieht jedermann vor sich, den Gehalt indes nur der, der etwas dazu zu tun hat!« *(J. W. v. Goethe)*

Das heißt, die Potenzierung des Wesens ist in wissenschaftlichem Sinne zwar nicht meßbar, und dennoch führt das homöopathische Arzneimittel eine stärkere Dynamis bei höherer Verdünnung herbei. Das bedeutet, daß sein Wesen potenzierbar ist.

▶ Hier liegt eine Gefahr der zu hohen Potenzierung, denn sie kann einen schweren dynamischen Einbruch in die Lebenskraft bewirken. Wenn wir heute zum Beispiel bei der Behandlung einer chronischen Krankheit einmal zu hohen Potenzen greifen, sollten wir *Hahnemanns* Worte bedenken: »Macht's nach, aber macht's richtig nach.«
Kents Angaben zur Potenzhöhe sind sehr, sehr hoch, da er noch vor Erscheinen der 6.Auflage des Organon starb und *Hahnemanns* endgültige Auffassung über die Potenzierung nicht mehr in seinem inhaltlich bewunderswertem Werk »Theorie der Homöopathie« aufnehmen konnte. Auf diese Differenz müssen Sie achten!

Daß dem Arzneimittel tatsächlich ein »Wesen« zuzuschreiben ist, erkennen wir leicht daran, daß *Hahnemanns* Arzneimittelprüfung am Gesunden nicht nur toxikologisch interessante Ergebnisse hervorbringt. Der gesunde Mensch reagiert darauf mit deutlichen Symptomen im Bereich seines Gemüts. Dabei ist es völlig gleichgültig, ob die Arzneimittel aus der Pflanzen-, Tier-, Mineralienreihe entstammen oder Salze, Tiergifte oder auch Sekrete erkrankter Menschen sind.
Die Benennungen dieses »Wesens«, wie es im Menschen, aber auch im Arzneimittel beinhaltet ist, differieren. Wir können es Qi, Hyperion, das Geistartige oder Ekstase (»aus sich herausgetreten sein«) nennen.

▶ Was für uns als Ärzte bei der Anamnese sowohl mit unseren Sinnen und unserem Verstand als auch aus den Symptomen unseres Patienten erkennbar ist, ist dem vergleichbar, was wir bei der Arzneimittelprüfung in der Symptomatik erkennen, nämlich eine Wesenheit - und nicht nur eine Substanz.

Die Symptomatik, die bei einer Arzneimittelprüfung am Gesunden vom Probanten sorgfältig notiert und wiedergegeben wird, zeigt eine ungeheure Ähnlichkeit mit den Krankheitsbildern einer ähnlichen Symptomatik. Sie bezieht sich - und das ist entscheidend - nicht nur auf die pathognomonischen Symptome, sondern auch auf die individuellen. So besagt der § 153 des *Organon,* »... daß es die auffallenderen, sonderlichen, ungewöhnlichen und eigenheitlichen Zeichen und Symptome des Krankheitsfalles sind, die einzig fest ins Auge zu fassen sind.«
In der 5. Auflage des *Organon* finden wir außerdem folgende Passage:
»... die individuellen Symptome, also nicht nur die pathognomonischen, denn vorzüglich diesen müssen sehr ähnliche in der Symptomenreihe der gesuchten Arznei entsprechen, wenn sie die passendste zur Heilung sein soll.«
Welche Arzneimittel dies im einzelnen sind, ist Gegenstand der Arzneimittellehre. Ihre Aufgabe ist es, die Symptomatik eines Arzneimittels exakt zu erkennen und diese schließlich mit der Symptomatik des Patienten in Analogie zu setzen. Uns sollte bewußt sein, daß die Kenntnis der Arzneimittellehre und das Repertorisieren für die exakte und genaue homöopathische Anamnese von größter Wichtigkeit ist.

▶ Die Arzneimittelbilder sind das Spiegelbild zur Symptomatik unserer Patienten. Dort finden wir die Gesamtheit der Symptome eines Patienten wieder und nicht nur die einer Krankheit.

Unsere über die homöopathische Anamnese erstellte Diagnose geht folglich über die Erkenntnis des Krankheitsbildes hinaus; sie bezieht das Erkennen des Individuums, der Persönlichkeit des Patienten mit ein. Erst wenn wir nach Prüfung ein Arzneimittel entdeckt haben, dessen Ähnlichkeit des Wesens eines Menschen mit dem eines Arzneimittels übereinstimmt, haben wir ein Simile gefunden.

Die Schwierigkeiten des Verständnisses einer solchen Therapie sind am besten durch philosophische Studien zu überwinden. Es gibt keine Heilkunden, ja, überhaupt keine Wissenschaft, die sich durch sich selbst erklären kann. Physik ist nicht durch Physik beweisbar; selbst die Mathematik nicht durch Mathematik. Jede Wissenschaft braucht eine philosophische Erklärung. *Hahnemanns* Wissenschaftsverständnis und damit auch der Wissenschaftscharakter der Homöopathie, nämlich im Sinne eines **A priori-Wissens**, ist ohne die Kenntnis des neuen Wissenschaftsbegriffes und dessen Wegbereitung durch *Kant* nicht zu begreifen. **Das A priori-Wissen bedeutet, daß wir durch die Arzneimittelprüfung die Gesamtheit aller Symptome kennenlernen.** Wenn diese Gesamtheit der Symptome mit den Symptomen des Patienten ähnlich sind, wissen wir im Vorhinein (»a priori«), daß die Therapie richtig ist. So gesehen ist die Entdeckung der Arzneimittelprüfung und deren Ergebnisse die Großtat *Hahnemanns.* Hier haben wir genau genommen nach dem heute noch gültigen Wissenschaftsbegriff *Kants* eine Beweisführung für die Richtigkeit im Denken des **Similia similibus curantur.**

Miasmatische Betrachtung des Krankheitsbildes

Akute Miasmen • chronische Miasmen • Masern • falsche Arzneimittelverordnung • vordergründig akute Erkrankungen • Wetterfühligkeit

In Unkenntnis der exakten Beschreibung von Infektionserregern bezeichnete *Hahnemann* die übertragbaren Erkrankungen als **Miasmen.** Der § 72 bietet uns eine allgemeine Übersicht zur Behandlung der akuten und chronischen miasmatischen Krankheiten. **Akute miasmatische Krankheiten** verlaufen teilweise schnell und sind in kurzer Zeit beendet. Hierzu zählen z.B. die Grippe-Epidemien, Masern, Keuchhusten usw.

▶ Akute miasmatische Krankheiten befallen den Menschen dann, wenn er einer ihm schädlichen Situation ausgesetzt ist, zum Beispiel einer Unterkühlung, Durchnässung, Erhitzung, aber auch Strapazen oder übertriebener Kraftanstrengung.

Diese Erkrankungen können wir entsprechend unserer Erfahrung nach einer kurzen Anamnese richtig behandeln. Sie lassen sich mit Hilfe der Lebenskraft des Körpers selbst beherrschen und bessern. Diese Lebenskraft können wir mit homöopathischen Mitteln gut unterstützen, im Vordergrund jedoch steht die Selbstheilung – oder der rasche Tod. Es gibt aber auch Krankheiten, die unseren Organismus aufgrund kleiner, oft unbemerkter Anlässe dynamisch verstimmen können und in der Folge zu **chronischen miasmatischen Krankheiten** werden.

▶ Das heißt, viele chronische Krankheiten sind Folge einer Infektion.

Die Konsequenz chronischer Erkrankungen kann über einen längeren Zeitraum hinweg betrachtet eine konstitutionsändernde Wirkung beim Patienten sein. Die chronische miasmatische Erkrankung zeichnet sich durch den Wechsel von akuten Phasen und Latenzzeiten aus. Um die Patienten schnell zu erkennen, ist eine umsichtige Befragung notwendig, denn jede dieser chronischen miasmatischen Krankheiten hat ihre Eigenart, die sich auf jedes Individuum unterschiedlich auswirken kann.

▶ Eine Äußerung wie »Seit das Kind Masern hatte, hustet es« dient uns als wichtiger Hinweis.

Häufig wurde bei chronisch miasmatischen Krankheiten die Lebenskraft durch

- allopathische Kuren,
- übersteigerte Gaben eines Medikaments oder z. B. zu hohe Potenzen, allopathische Medikamente
- zu lange Verordnungszeiten

angegriffen. Die Lebenskraft versucht, sich gegen diese zerstörerischen Angriffe aufrechtzuerhalten. Damit verändert sie den Organismus und nimmt diesem die Fähigkeit, eine Krankheit selbst auszuheilen. Das Terrain wird verändert. Die so verursachten Erkrankungen nennt *Hahnemann* die traurigsten, die unheilbarsten. Im § 76 berichtet er, daß »durch des Allgütigen Hilfe« mit der Homöopathik natürliche Krankheiten behandelt und geheilt werden können, aber die durch falsche allopathische Behandlungen und durch schädliche Arzneien zerstörte oder gestörte Lebenskraft nicht wieder zurückkehrt. Er befürchtet, daß die Patienten in diesem Fall auch nicht mehr auf homöopathische Mittel ansprechen werden. Eine zu hohe Potenz eines treffend gewählten homöopathischen Mittels und insbesondere deren regelmäßige Verabreichung bewirken dasselbe (vgl. *Hahnemann,* Organon, §§ 275, 276). Sie versetzen den Kranken nicht selten in Lebensgefahr oder machen zumindest seine Krankheit unheilbar.

Bei einer sorgfältigen Anamnese müssen wir auch in Betracht ziehen, daß die Grundursache einer **vordergründig akuten Erkrankung** ein Miasma sein könnte.

▶ Bei Verdacht muß eine genaue Anamnese erfolgen, insbesondere, wenn es sich um rezidivierende Erkrankungen handelt.

Dann wäre unter Umständen nicht nur die miasmatische Behandlung, sondern auch eine Behandlung mit Konstitutionsmitteln angebracht. Diese sind in der Lage, dem Immunsystem bei miasmatischen Erkrankungen oder auch bei stark angeschlagener Lebenskraft einen Anstoß zu geben.

Zuletzt nennt *Hahnemann* **sporadisch auftretende Krankheiten**, bei denen die schädlichen Einflüsse nur bei dafür empfänglichen Personen etwas bewirken. Diese Einflüsse können zum Beispiel meteorologischer Natur sein. Dazu zählt die Wetterfühligkeit, die sich mit Symptomen wie Kopfschmerzen, Herz-Kreislaufstörungen und ähnlichem äußert.

Bis einschließlich des § 103 folgen unter anderem genauere Angaben über miasmatische Erkrankungen.

Zur Behandlung dieser Erkrankungen benötigt man sehr viel Erfahrung und ein intensives Studium des »Organon« und der »Chronischen Krankheiten« *Hahnemanns.* Auch der Erfahrungsaustausch mit Kollegen ist hilfreich.

Konstitution und Diathese

Das Wesen des Menschen • Anfälligkeit bestimmter Menschengruppen/-typen • bestimmte Reaktionsweisen • Arzneimittelbilder

Unter dem dem Begriff der Konstitution verstehen wir die angeborene und durch die Umwelt geprägte, wandelbare und therapeutisch beeinflußbare Reaktionsweise des Individuums. Die Diathese ist definiert als die angeborene oder erworbene Organ- oder Systemschwäche eines Menschen.

▶ In der Homöopathie steht in bezug auf die Konstitution insbesondere die geistige, emotionale und seelische Gestalt, da heißt das Wesen des Menschen im Vordergrund.

Diese Haltung spielt eine wichtige Rolle, wenn wir die Entstehung und den Verlauf einer chronischen Krankheit als abhängig von der Konstitution des Erkrankten betrachten wollen.

In der philosophischen und auch medizinischen Literatur erweist sich dieser sehr alte, dort nicht exakt zu definierende Begriff als sehr wandlungsfähig. Möglicherweise diente er nur als Anhaltspunkt dafür, die eigenen Gedanken in eine bestimmte Richtung zu lenken. Zu Zeiten *Empedokles* bezeichnete man das Mischverhältnis des Verhaltens der einzelnen Teile des Körpers als »krasie« (vgl. die heute noch verwendeten Begriffe Dyskrasie und Eukrasie). Erst später wurde der Begriff Konstitution eingeführt. Dahinter stand die Absicht, dem Menschen eine körperlich-geistig-seelische Gestalt zu geben. Im Laufe der Zeit entwickelten sich sehr verschiedene Konstitutionslehren im Bereich der Anthropologie: Als grundlegend erweisen sich die klassischen Temperamente *Empedokles* (Choleriker, Sanguiniker, Phlegmatiker und Melancholiker). In der modernen Medizin waren es *Kretschmer* und *Rademacher*, die der Konstitutionslehre wieder einen hohen Stellenwert gaben. In der Homöopathie machte sich vor allen *Grauvogl* um die Aktualisierung der Konstitutionslehre verdient. In jüngster Zeit entwickelten *Coulter*, *Dorsci* und *Gawlik* hier neue Ansätze für die Homöopathie.

Von alters her beschäftigt sich die Medizin mit der Tatsache, daß unter den gleichen ökologischen Bedingungen ein Teil der Menschen von gewissen Krankheiten befallen wird (z.B. von Infektionen, Allergien usw.), der andere offenbar resistent ist. Auffällig ist, daß sich die Anfälligkeit häufig mit bestimmten Menschengruppen und -typen deckt, und daß der Verlauf einer Krankheit ganz bestimmte Reaktionsweisen erkennen läßt.

▶ Die Aufgabe des Homöopathen besteht nun darin, Menschengruppen und -typen zu erfassen und Arzneimittelbildern zuzuordnen.

Dies bedeutet, daß wir bei der Arzneimittelwahl auch den Typ des Kranken zu berücksichtigen haben.

z. B. Bereits bei *Hahnemann* finden wir den Keim zur konstitutionellen Betrachtungsweise, indem er bei einigen Arzneimitteln, insbesondere bei der **Nux vomica**, das Beispiel eines »Charakters« herausgearbeitet, der den Symptomen der Arzneimittelprüfung nicht in allem entspricht: »Der Nux vomica-Charakter eignet sich vorzüglich nur für die Personen, welche feurigen, eifrigen, hitzigen Temperaments sind, wohl auch zu stürmischem Zorn aufgelegt; unter welche Zahl gewöhnlich diejenigen gehören, welche an gesunden Tagen viel Gesichtsröte haben« (*Hahnemann*, Chronische Krankheiten, Kap. *Nux vomica*).

Diesen *Nux vomica*-Charakter hat man später vielfach bei Arzneimittelprüfungen beobachtet, so daß man schließlich ein Mittel weniger wählte, weil es ähnliche oder dieselben Symptome wie beim Erkrankten hervorruft, sondern weil der allgemeine Charakter der Person dem Temperament der jeweiligen homöopathischen Arznei ähnelt (vgl. Kap. Persönlichkeitsportraits).

Transzendenz in der Homöopathie

Inneres Erkennen • Ratio und Kunst • Gewißheit des Heilwerdens • emotionale Symptome • Anfang und Ende des irdischen Daseins

Um dem Patienten zu helfen, ist das »innere Erkennen« seines Schicksals relevant. Die Homöopathie erlaubt es uns, auch tiefgründige philosophisch-theologische Gedanken in unsere Arbeit mit einzubeziehen.

Insbesondere bei der Behandlung miasmatischer Erkrankungen spielen diese Gesichtspunkte eine Rolle, sowohl für den Patienten als auch für den Arzt. Der homöopathische Arzt muß die Grenzen seines naturwissenschaftlichen Denkens überschreiten und über Worte, Bilder und Symbole hinweg zu einer Transzendenz gelangen. Er muß sich als Arzt und als Mensch einem geistigen Raum öffnen.
Ähnliche Gedanken finden wir bei *Paschero*: Der Mensch muß sich ausdehnen, aus sich herausgehen und handeln. Er muß sich in die Welt einfügen, muß nützlich sein und sich mit etwas befassen, das außerhalb seines **begrenzten Ich** liegt. Nur so kann er den eigentlichen Sinn seiner Existenz finden: »Die infantilen Konflikte mit ihren vielfältigen Manifestationen bilden den Keim der Krankheit des Menschen, der in ihr das archaische Heimweh nach der Transzendenz erleidet.« (*Paschero*).
Dieses »innere Erkennen« steht neben dem weiten Bereich des Erkennens der Symptome. Gemeint ist jener tiefe Urgrund der Homöopathie, den *Hahnemann* deutlich werden läßt, indem er den vollen Titel seines *Organon* in der zweiten Auflage umbenennt: Das »Organon der rationellen Heilkunde« wird zum »Organon der Heilkunst«.

▶ Der Begriff **Ratio** wird von *Hahnemann* bewußt durch den Begriff **Kunst** ersetzt.

Diese Heilkunst benötigt, wie er in seiner Vorrede zur 1.Auflage beschreibt, einen klaren Kopf, aber auch ein warmes Herz. Um ein wirklicher Arzt zu sein, müsse der Arzt sein eigenes Herz kennen. In seinen Vorerinnerungen zur 1. Auflage schreibt *Hahnemann*:

»Soviel warne ich im Voraus, daß Indolenz, Gemächlichkeit und Starrsinn vom Dienste am Altar der Wahrheit ausschließt, und nur Unbefangenheit und unermüdlicher Eifer zur heiligsten aller menschlichen Arbeit fähigt, zur Ausübung der wahren Heilkunst. Der Heilkünstler in diesem Geiste aber schließt sich unmittelbar an die Gottheit, an den Weltenschöpfer an, dessen Menschen er hilft, und dessen Beifall sein Herz dreimal beseeligt.«

Auch sein Motto änderte sich von der 1. Auflage zur 2. und den folgenden. Die Worte *Gellerts*

»Die Wahrheit, die wir alle nötig haben,
die uns als Menschen glücklich macht,
ward von der weisen Hand,
die sie uns zugedacht,
nur leicht verdeckt,
nicht tief begraben.»

wurden durch das Motto »Aude sapere« ersetzt; Worte, die bereits *Kant* und *Lessing* als Epitaph verwendeten und ursprünglich von *Horaz* stammen. In ihrer Urfassung lauten sie: **»Sapere aude, incipe!«,** das heißt, man soll nicht nur wagen, weise zu sein und neu zu denken, sondern auch sofort damit beginnen.
Wenn wir einen Patienten heilen wollen, dürfen wir während unserer Betrachtung nicht nur oberflächliche Symptome zur Kenntnis nehmen – oder gar die Symptome oder unseren Patienten als oberflächlich einschätzen.

▶ Aus der Fülle der Erfahrungen aus Kultur und Religion müssen wir uns einen Weg schaffen in die Transzendenz.

Die Bergpredigt zeigt uns einen Weg, wenn ein Patient mit einer schicksalsbedingten Erkrankung vor uns sitzt. Nur müssen wir in unserem Geist und unserer Seele diesen Schritt tun und ihn eventuell auch unserem Patienten nahebringen. *Konfuzius* zeigt einen ähnlichen Weg:

»Was im Ton überschwingt, schwingt
miteinander.
Was wahlverwandt ist im innersten Wesen,
das sucht einander.
Das Wasser fließt zum Feuchten hin,
Das Feuer wendet sich dem Trockenen zu.

Die Wolken (des Himmels Atem) folgen
dem Drachen.
Der Wind (der Erde Atem) folgt dem Tiger.
Was vom Himmel stammt, fühlt sich
verwandt
mit dem, was oben ist.
Was von der Erde stammt, fühlt sich verwandt
mit dem, was unten ist.
Jedes folgt seiner Art.»

In seinem Gedicht verweist *Konfuzius* auf die Finalität. Dies ist auch in der Homöopathie notwendig.

▶ Unsere Aufgabe besteht nicht nur darin, unserem Patienten ein Arzneimittel, das heißt das Simile zur Gesamtheit seiner Symptome zu geben; wir müssen ihm ebenso die **Gewißheit des Heilwerdens** übermitteln.

Damit greifen wir während unseres Gespräches in den Bereich seiner Psyche ein. Fragen nach der Kindheit, Jugend, Schule, nach dem Gefühl des Geborgenseins, nach Kontaktpersonen sind dabei überaus wichtig.

z. B. Der homöopathische Arzt wird schnell die Erfahrung machen, daß die Patienten, die unter chronisch miasmatischen Erkrankungen leiden, selten eine schöne, glückliche Kindheit hatten. Fragen, ob sie sich geborgen gefühlt haben oder ob sie als Kinder gespürt haben, daß ihre Seele wachsen kann und gepflegt wird, und daß nicht das Wachstum zur Reife und zur wahren Freiheit verhindert wurde, werden zumeist negativ beantwortet.

Hier sind die Geistessymptome emotioneller Art im Vordergrund, nicht die intellektuellen. Gerade die **emotionalen Symptome** sind es, die den dynamischen Kern der inneren Störung aufdecken. In einem Vortrag äußerte *Buchmann* diesselbe Ansicht: »Die emotionalen Faktoren eines ganzen Lebens sind wie der historische Abguß seiner kindlichen Konflikte.« (vgl. auch *Paschero*).
Unser Patient, der vordergründig mit seinen körperlichen Symptomen in unsere Praxis kommt, möchte auch, daß wir mit ihm den Weg ins Transzendentale gehen. Er möchte nach seinem Schicksal, seiner Vergangenheit gefragt werden. Andererseits erwartet er, daß wir Ärzte ihm helfen, seine Krankheit zu benützen, um den richtigen Weg weiterzugehen. Genau genommen geht es in solchen Situationen um Gedanken über den **Anfang und das Ende des irdischen Daseins**.

▶ Wir ziehen nicht nur die Vergangenheit des Patienten in Betracht, sondern versuchen, auch die Finalität aufgrund der miasmatischen Belastung und seiner Konstitution mit einzubeziehen.

Was fordert *Hahnemann* von einem guten homöopathischen Arzt?

Erkennen, Archivieren und Hierarchisierung der Symptome • Studium der Arzneimittellehren • Repertorisieren • Erfahrung • Gesamtheit der Symptome

Die Entscheidung über eine homöopathische Therapie hängt von der klinischen Diagnose ab. Die kontinuierliche Lektüre der Arzneimittellehren und das Üben im Repertorisieren sind Grundlagen für eine schnelle und sichere Arzneimittelfindung. Ohne eine gelungene homöopathische Anamnese jedoch kommen wir nicht zum Ziel.

Die **homöopathische Fachliteratur** der letzten Jahre befaßte sich insbesondere mit Themen wie dem Repertorisieren oder den Arzneimittelbildern. Zur Kunst der Anamnese wurde nur sehr wenig veröffentlicht. Dies erweckt zunächst den Eindruck, daß die homöopathische Anamnese keine besondere Aufmerksamkeit verdient. Zumindest *Eichelberger*, *Dorcsi* und *Köhler* aber geben sehr deutliche und wertvolle Hinweise, die diskutiert werden. Betrachtet man die homöopathische Anamnese unter dem Aspekt ihrer Aktualität, scheinen *Hahnemanns* Lehren und Aussagen bei weitem nicht überholt. Im Gegenteil: Allein 22 Paragraphen des *Organon* betreffen die homöopathische Anamnese.

Die homöopathische Anamnese dient nicht nur der Erstellung einer genauen Diagnose, sondern sie ist Voraussetzung zur Findung des Simile, und reflektiert damit das zentrale Denken der Homöopathie.

▶ Die Homöopathie benötigt zur richtigen **Arzneimittelfindung** grundsätzlich bei allen chronischen, aber auch schon bei schwierigen akuten Erkrankungen **alle Symptome, alle Zeichen und Modalitäten**, die uns der Patient während seiner Krankenbiographie vermittelt.

Diese müssen wir richtig

- erkennen,
- archivieren,
- hierarchisieren, und – darauf aufbauend – schließlich ein
- Arzneimittel herausfinden.

▶ Dazu ist, und das sei an dieser Stelle ausdrücklich betont, eine ganz klare **klinische Diagnose** notwendig. Die Diagnose dient der Entscheidung, ob man bei diesem entsprechenden Krankheitsbild und diesem Patienten wirklich eine homöopathische Therapie durchführen kann, soll oder muß.

z. B. Hierzu ein Beispiel aus den ersten Monaten meiner Praxis: Ein 20jähriger gutaussehender, sehr sportlicher Jurastudent hatte in der Faschingszeit täglich Dionysios und Aphrodite sehr gefrönt. Am Tag danach litt er unter Sodbrennen und behandelte sich selbst mit *Kaisers Hausnatron*. Der Erfolg war sehr gut. Nachdem der Fasching bereits beendet war, und trotz Natron, verschlimmerte sich acht Tage lang das Sodbrennen, auch ohne Alkohol, Nikotin und andere Noxen. Das ist auffällig! Es gibt viele homöopathische Mittel gegen Sodbrennen. In diesem Fall aber, zur Sicherung der klinischen Diagnose, ließ ich bei dem noch nüchternen Patienten eine Röntgenuntersuchung durchzuführen. Ergebnis: Carcinoma ventriculi! Nach sofortiger klinischer Einweisung erfolgte die Operation. Histologisch gesichert: Karzinom. Der Patient lebt. Es geht ihm nach 40 Jahren immer noch gut. Er ist verheiratet und hat drei Kinder. Was wäre bei einem so jungen Menschen geschehen, wenn man wegen der bestehenden Symptomatik vielleicht wochenlang homöopathisch behandelt hätte?

Der homöopathische Arzt muß mehrere **Arzneimittellehren** studiert haben und einige Arzneimittelbilder mit all seinen Modalitäten, Leitsymptomen und Schlüsselwörtern gut beherrschen. Er muß die Arzneimittel als solche, jedes einzelne als faszinierendes

Erlebnis studiert haben, um es dann wirklich anwenden zu können.

Mein Lehrer *Oemisch* wies mich immer wieder darauf hin, daß man auch, wenn man das Gefühl hat, die Homöopathie zu beherrschen, noch täglich sich mit der Arzneimittellehre auseinandersetzen muß. Von ihm stammt der ausgezeichnete Rat, pro Tag mindestens ein Arzneimittel zu lesen und zu lernen, und sei es noch so kurz. Manchmal erfüllt bereits eine kleine Edition der Zusammenfassung der Arzneimittel, in der nur die Leitsymptome dargestellt sind, diesen Zweck. Bei Gelegenheit und Zeit sollte man sich jedoch auch wieder einem großen Arzneimittel zuwenden. Denn – so *Oemisch* – *»aliquid semper haeret«*, etwas bleibt immer hängen.
Mein Tag war nie beendet, ohne noch kurz ein Arzneimittel zu lesen, und meine Wahl fiel vorzugsweise auf ein Mittel, das am Tag bei der Findung Schwierigkeiten bereitet hatte oder nicht ganz klar war. Dieser Fleiß hat sich gelohnt, da ich sehr viel dazu lernte und außerdem mein Gedächtnis trainiert wurde. Das Gedächtnis ist der Grundpfeiler einer guten Erfahrung.

Des weiteren sollte der homöopathische Arzt, insbesondere zu Beginn seiner homöopathischen Tätigkeit, das **Repertorisieren** so gut beherrschen, daß er sich selbst die Arzneimittelfindung erleichtert. Voraussetzung ist ein gutes Gespür für das Auffinden der Symptome und das Herausfinden des richtigen Arzneimittels.

▶ *Kent* oder auch andere Repertorien sind ohne die Arzneimittellehre als Wissensgrundlage nicht anwendbar. Zusätzlich ist eine große Erfahrung mit dem Patienten notwendig.

Sowohl die Kenntnis der Arzneimittelbilder als auch das Vorgehen beim Repertorisieren können wir uns sehr mechanisch aneignen, oder aber auf unsere eigene Art und Weise einen uns adäquaten Lernzustand herbeiführen. Das sine qua non einer erfolgreichen homöopathischen Behandlung jedoch ist eine gute **homöopathische Anamnese.** Ihre Durchführung ist allerdings nicht so einfach zu erlernen. Sie erfordert den Einsatz unserer ganzen Person, d. h. eine uneingeschränkte Hingabe an das Wissen um die Arzneimittel, um den Menschen, aber auch eine Hingabe an die Homöopathie. Die gute Anamnese ist eine große Kunst, die selbstverständlich zu erlernen ist, aber sie ist von allen den genannten lernbaren Schritten der weitaus schwerste. Gerade für diese weitaus schwerste Hürde der Homöopathie steht uns sehr wenig Literatur zur Verfügung, so daß wir auf *Hahnemanns* Werke »Organon« und »Chronische Krankheiten« zurückgreifen. Wenn wir diese oft genug gelesen haben, stellen wir fest, daß er es uns nicht leicht macht, die Hilfen, die wir benötigen, zu erlernen. In den vielen Paragraphen finden wir immer wieder wichtige Hinweise. § 7 bis § 153 bieten uns viele gute Anhaltspunkte und Hinweise zum richtigen Aufbau unserer Anamnese. Dazu gehören

1. das Lösen vom gewohnten Denken (nicht aber das Ausschalten der klinischen Diagnose!)
2. die Aufnahme einer homöopathischen Anamnese entsprechend den §§ 7, 27, 153 u. a., und danach
3. die Hierarchisierung aller gefundenen Phänomene, Symptome und Modalitäten entsprechend § 153.

Diese Hinweise betreffen unsere Auseinandersetzung mit den individuellen Symptomen und der Causa.

▶ Die Causa ist nicht im physiologisch-pathologischen Sinn als »Ursache« aufzufassen. Sie verweist vielmehr auf die Veranlassung der Symptome, z. B.: kalter Wind, Durchnässung und Unterkühlung – oder: Durchnässung, Unterkühlung und Anstrengung. Auch dies gehört zur Grundlage unseres Wissens, die uns die individuellen Symptome erst erkennen lassen, um unsere homöopathische Anamnese zum Abschluß zu bringen.

Als letzten Punkt können wir aufführen:

4. das Aufsuchen dieser Symptome im Repertorium, um sie auf diese Weise schnell und sicher mit dem richtigen homöopathischen Arzneimittel in Analogie zu setzen.

Bei unserer homöopathischen Anamnese ist nunmehr *Hahnemanns* Hinweis zu berücksichtigen, daß wir die **Gesamtheit der Symptome** zu suchen haben. Im akuten Fall ist sie im allgemeinen eher hinfällig, bei chronischen Erkrankungen jedoch benötigen wir diese Gesamtheit der Zeichen und Symptome, die wir aus der exakten und vollständigen homöopathischen Anamnese herauslesen können. Dazu zählen nicht nur die Symptome, die sich beim Patienten am Tage der ersten Begegnung in der Sprechstunde manifestieren, sondern alle bis zurück zur Geburt, vielleicht sogar bis in die Zeit seiner Erfahrungen und Erlebnisse im Mutterleib. Haben wir die Vorgeschichte des Kranken sorgfältig notiert und uns seine ganze Biographie vor Augen geführt, außerdem die Ergebnisse unserer homöopathischen Anamnese in unser Bewußtsein aufgenommen, so haben wir den Hauptteil unserer praktischen Anamnese geleistet.

Sind wir in der homöopathischen Anamnese schließlich geübt, werden wir eine ungeheure Freude daran finden, alle Spuren zu verfolgen, die uns zum Simile führen. Wir sind auf der Suche nach einem Schlüssel zum Schloß. Das Schloß bedeutet für uns die Heilung unseres Patienten, das Arzneimittelbild repräsentiert den Schlüssel dafür. Um diesen »Schlüssel« zu finden, muß unsere Anamnese sorgfältig und technisch einwandfrei sein. Wir müssen alle Hilfsmittel, die zur Verfügung stehen, aufgreifen.

Um unsere Informationen alle zu sammeln, sie richtig zu interpretieren und zu hierarchisieren, benötigen wir Erfahrung. Im folgenden Kapitel werden wir auf mögliche Verfahrensweisen, die das Aufstellen einer klassischen homöopathischen Anamnese erleichtern, näher eingehen.

Strukturordnung und Wissenschaftlichkeit der Homöopathie

Zielsetzung des Simileprinzips • Materia medica • individuelle Symptome

Jede Wissenschaft braucht eine Ordnung und eine Struktur. Auch für die Homöopathie läßt sich eine solche Struktur aufzeigen. Höchstes Ziel der homöopathischen Anamnese ist es, mit Hilfe dieser Struktur das richtige Arzneimittel für den Patienten zu finden.

Die *Abbildung* 3 zeigt uns eine klare Ordnungsstruktur, die sich in zwei Bereiche gliedert: der Mensch einerseits, das Arzneimittelbild andererseits. Ein solches Schema ist notwendig, da jeder Patient immer wieder wichtige und unwichtige Symptome hervorbringt, die in ihrer Abfolge und Zusammenstellung zunächst einmal chaotisch anmuten können. Der Trennstrich repräsentiert die **Zielsetzung des Simileprinzips**: Zunächst erfolgt die **Erfassung der Symptome unseres Patienten**, danach deren Differenzierung, und schließlich deren Hierarchisierung. Die Ergebnisse dieser Verfahren werden anschließend auf ein Vergleichsraster projiziert. Dieses Raster sind die bei den Arzneimittelprüfungen am gesunden Menschen gefundenen Symptome nach *Hahnemann* (§§ 105–145). Die Ergebnisse die-

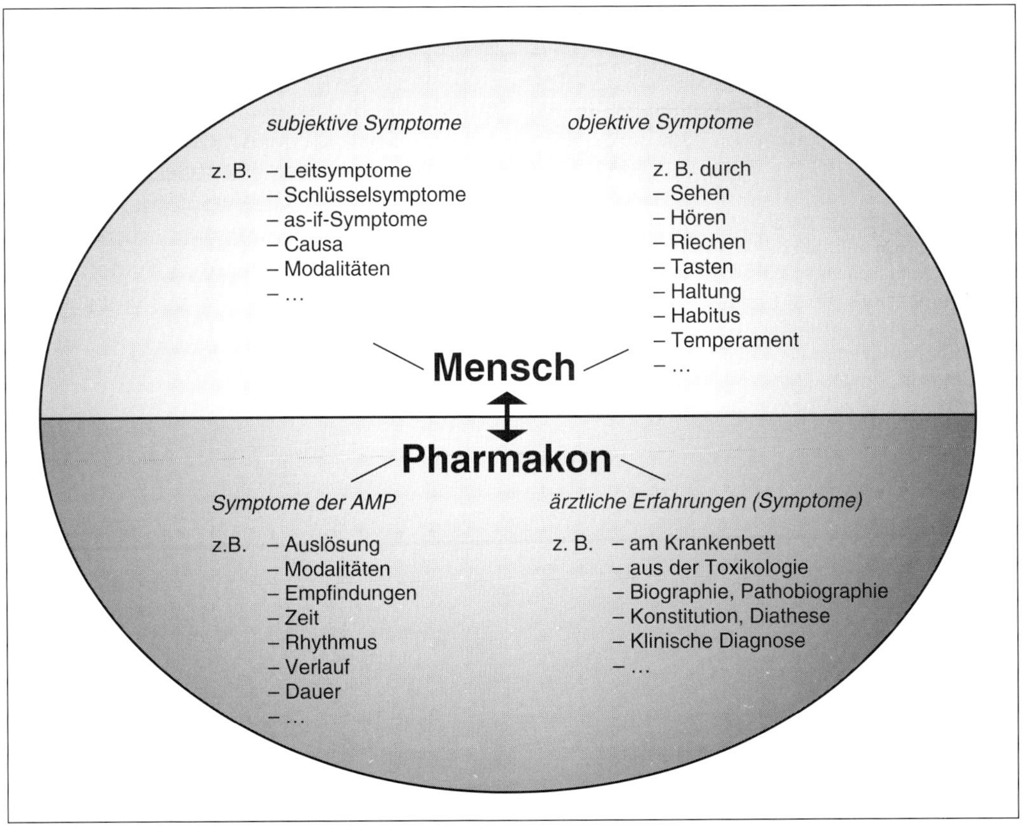

Abb. 3: Strukturordnung nach *Hahnemann* und *Flury:* Similia similibus curentur

ses Prüfungsverfahrens sind in der »Reinen Arzneimittellehre« von *Hahnemann* und auch in vielen erweiterten Arzneimittellehren dargestellt. Wir nennen sie die »materia medica homöopathica«. Der Ansatzpunkt für die Therapie ist folglich die Anamnese des Patienten und die Notiz seiner Symptome, daran anschließend deren Analyse, Differenzierung und Hierarchisierung. Betrachten wir danach die Gesamtheit der Symptome durch das Raster unserer materia medica, finden wir das richtige, das heißt das wirksame Arzneimittel.

In älteren Auflagen des *Organon* finden wir im § 153 noch den Begriff »individuell«. (Die aktuelle 6. Auflage zitiert ihn nicht mehr). *Hahnemann* verlangt, daß wir nicht nur pathognomonische Symptome erfassen, sondern auch individuelle: »Die singularsten, ungewöhnlichsten Zeichen geben das charakteristische, das unterscheidende, das individuelle an.« Was bedeutet »individuell«? Um es in einen treffenden, allgemeinsprachlichen Ausdruck zu übersetzen: Es bedeutet, daß es »komisch« ist.

z. B. Eine Patientin erzählt, daß sich bei feuchtem Wetter regelmäßig ihre **Haarfarbe ändert**. Sie litt unter einer Acne rosacea, für die ich zunächst kein Arzneimittel fand. Dieser Hinweis führte mich zu **Kalium jodatum**. Außerdem bestanden bei der Patientin rezidivierende Augenentzündungen und eine laterale rheumatische Kniegelenkerkrankung. Mit dem Hinweis auf die von ihr beobachteten Veränderungen konnten alle drei Beschwerden beseitigt werden.

Insbesondere bei chronischen Krankheiten ist es meist das **individuelle Symptom**, welches uns den Weg zum richtigen Arzneimittel weist. Der Patient ist ein Individuum, ein Mensch mit seiner eigenen Identität. Alle Krankheitssymptome des Individuums sind somit Produkt der Krankheit und des Patienten. Aus allen Symptomen finden wir das für den Patienten individuellste Symptom.

Betrachten wir nochmals die *Abbildung 3*. Über dem Strich finden wir die Symptome des Patienten. Unterhalb des Trennstriches befinden sich die **Symptome der Arzneimittel**, das heißt die Regeln, die durch ein wissenschaftliches System, der Arzneimittelprüfung, aufgestellt wurden. Dies bedeutet, daß wir eine genaue Struktur haben.

Bei der homöopathischen Anamnese steht der Arzt zunächst im Bereich über dem Strich – dem erkrankten Menschen unmittelbar gegenüber. In dem Moment, in welchem die homöopathische Anamnese beendet ist, muß er über die Brücke der Similebeziehung den geprüften Bereich der Arzneimittel unterhalb des Striches betreten. Hier blickt er durch das Raster der Arzneimittelsymptome, die bei der Arzneimittelprüfung erhalten wurden. Nun muß er diese kategorisierten Symptome in Analogie zu den Symptomen des Patienten stellen.

Die Pragmatik der Anamnese wird im *Kapitel 5* näher erläutert.

Voraussetzungen zur homöopathischen Anamnese

Vertrauen des Patienten • Zeit • Ruhe • Konzentration • Aufmerksamkeit • Zuwendung • Unbefangenheit • Gründlichkeit • Wissen

Hahnemann gibt dem homöopathischen Arzt deutliche **pragmatische Anweisungen** zur homöopathischen Anamnese. Ab dem § 70 des *Organon* beschreibt er, wie wir uns unserem Patienten gegenüber verhalten sollen, in welcher Form wir vorzugehen haben, um die Anamnese zu erheben und wie wir alle Punkte erfassen und notieren müssen. Im § 71 ist folgende Aussage gemacht:

»Da es nun weiter keinem Zweifel unterworfen ist, daß die Krankheiten bloß in Gruppen gewisser Symptome bestehen, mittels eines Arzneistoffes oder bloß dadurch, daß diese ähnliche krankhafte Symptome künstlich zu erzeugen vermag, vernichtet und in Gesundheit verwandelt werden (worauf der Vorgang aller echten Heilung beruht), so wird sich das Heilgeschäft auf folgende drei Punkte beschränken:

I. Wie erforscht der Arzt, was er zum Heilbehufe von der Krankheit zu wissen nötig hat?
II. Wie erforscht er die, zur Heilung der natürlichen Krankheiten bestimmten Werkzeuge, die krankmachende Potenz der Arzneien?
III. Wie wendet er diese künstlichen Krankheitspotenzen (Arzneien) zur Heilung der natürlichen Krankheiten am zweckmäßigsten an?«

Für die homöopathische Anamnese ist insbesondere der erste Punkt wichtig.

Das Vertrauen des Erkrankten ist die Grundlage der Behandlung. Patient und Arzt begegnen einander in der Anamnese. Der Patient will (sich) aussprechen, will Befürchtungen äußern. Nach ihm richtet sich unser Vorgehen. Wir verlieren uns dennoch nicht in seinem detaillierten Bericht, denn wir haben die Reihenfolge unseres Fragenkataloges vor Augen. Wir haben **Zeit** und **Ruhe**, um uns **aufmerksam** unserem Patienten **zuzuwenden**, damit wir **unbefangen** und **gründlich** unser **Wissen** über ihn sammeln und auswerten können.

Zeit: Während in den Schriften des *Hippokrates* das Krankengespräch deutlich hinter der Krankenbeobachtung zurücktritt, enthält das aus dem zweiten nachchristlichen Jahrhundert stammende Werk des *Rufus von Ephesus* über die Anamnese das antike Lehrgut in einer zeitlos klassischen Form. Sein Anamneseverfahren zeichnet sich durch seinen enormen Zeitaufwand für den einzelnen Patienten aus. *Rufus* empfiehlt, den Kranken selbst zu befragen, um aus dessen Antwort etwas über Geisteszustand und Körperschwäche, Gedächtnis, Hör- und Sprechvermögen und Temperament zu erfahren. Eine Befragung der Angehörigen schließt sich an. Die ersten Fragen beziehen sich auf den Beginn der Krankheit, ob sie den Patienten schon mehrfach ergriffen hat und wie er nach früheren Erfahrungen auf Abführ- und Brechmittel, das heißt auf Medikamente reagiert hat, denn »wir sind ja doch nicht alle von Natur gleichartig, sondern unterscheiden uns recht erheblich voneinander in beliebiger Hinsicht.« Um Veranlagung und persönliche Eigenarten zu erkennen, folgen Fragen nach Ernährung, Stuhl, Urin, Speichel, Schweiß, Schlaf und Träume. Aber auch *Rufus* zieht bereits in antiken Zeiten das Resumee: »Alles freilich anzugeben und herauszufinden, dazu reicht weder der menschliche Verstand, noch die Zeit.«

Wir müssen

- zuhören,
- notieren und zu einem

- Resultat gelangen, auch indem wir die Verwertbarkeit der einzelnen Symptome
- prüfen.

Schließlich müssen wir

- eine Auswertung bewerkstelligen und uns darüber
- entscheiden, welches Arzneimittel wir unserem Patienten wie häufig und in welcher Potenz geben.

Wenn der nächste Patient schon bestellt ist, unterbrechen wir unsere Anamnese und setzen sie am nächsten Tag fort. Gerade dann kommt es häufig zu wichtigen Darstellungen von Symptomen. Wenn der Patient vielleicht am gleichen Nachmittag nochmals anruft, sollten wir ihn in Ruhe anhören. Meistens bieten uns die Patienten gerade in dieser Situation »Goldkörnchen« für die Arzneimittelfindung an. Eine Anamnese kann bei einer chronischen Erkrankung durchaus eine bis eineinhalb Stunden in Anspruch nehmen. Halten Sie den einmal gesteckten Zeitrahmen ein. Überziehen Sie die vereinbarte Zeit nicht. Bestellen Sie den Patienten wieder ein.

Absolute Ruhe: Klingeln, schreiende Kinder, Verkehrslärm, Hundegebell gehören zum Alltag, der von außen hereindringt. Lassen Sie sich nicht stören, bleiben Sie »locker«. Aber sorgen Sie bei jeder Erstanamnese dafür, daß Sie und der Patient in der Praxis Ruhe haben und vermeidbare Störungen unterbleiben. Wenn ein neuer Patient in meine Praxis kam, achtete ich immer darauf, daß absolute Ruhe herrscht. Diese Ruhe ist für Arzt und Patienten notwendig. Der Patient spürt, wenn wir ihm Geduld entgegenbringen, und wird sich dankbar zeigen, indem er zahlreiche Symptome schildert, die er unter anderen Umständen verschwiegen hätte. Unsere Tagesplanung sollte deshalb so organisiert sein, daß wir Zeitnot und Terminsorgen vermeiden.

Konzentration: Der Patient soll nicht die Möglichkeit haben, sich zu redundant zu äußern. Das Ausschweifen in zu viele uninteressante Einzelheiten darf mit dem Hinweis auf die Notwendigkeit des Überblicks durchaus unterbrochen werden. Eine Beschränkung auf den historischen Bericht, die Schilderung der Symptome usw. ist angebracht. Bei akuten Erkrankungen, z. B. einer akuten Erkältungskrankheit, einem grippalen Infekt, einer akuten Appendizitis oder Gastroenteritis, darf diese Einschränkung noch extremer sein, da sie keine ausführlichen Erhebungen benötigen. Aber auch in diesen Fällen erweist sich der Vorteil eines Grundkonzeptes: kurze historische Anamnese der gegenwärtigen Krankheit und der dazugehörigen Symptomatik. Hält man sich an die logische Sequenz der Daten, gelangt man schnell zu einem ausreichenden Überblicken der Sachlage. Bei diesem Vorgehen ist die Ruhe jedoch wichtig, da wir, sobald wir sie ausstrahlen, das Vertrauen unseres Patienten gewinnen.

Aufmerksamkeit: Um die Gesamtheit der Symptome, insbesondere aber auch die individuellen zu erkennen, müssen wir mit allen unseren Sinnen zur sorgfältigen Aufnahme bereit sein. Unsere Augen sollten alles sehen, unsere Nase alles riechen, die Ohren alles hören und unser Tastsinn alles ertasten *(vgl. Kap. 4)*. Unseren Tastsinn setzen wir beispielweise beim Händedruck ein, und selbst unsere Nase kann uns bei der Arzneimittelsuche den Weg weisen. Den Geschmackssinn müssen wir bei der Anamnese weitgehend ausklammern.
Unsere Aufmerksamkeit muß dahin führen, daß auch gewisse Worte oder Wortspiele, auch Larvierungen erkannt werden. Falls der Patient ins Stocken gerät, kann man ihn immer noch mit harmlosen Fragen nach Hobbies, seinem Tagesablauf oder danach, was er heute zu Mittag gegessen hat, von seiner Verklemmung ablenken. Der § 84 des *Organon* empfiehlt uns, alle Informationen unseres

Patienten sorgfältig in dessen Ausdrucksweise zu notieren. Dabei dürfen wir ihn durchaus ermahnen, langsamer zu sprechen. Wir dürfen ihn allerdings nicht unterbrechen, wenn er wichtige Informationen vorbringt.

Zuwendung: Der angenommene Patient bringt die besseren therapeutischen Ergebnisse. Zuwendung (Empathie) entlastet ihn, bestärkt ihn und macht ihn kooperativ. Unsere Sensibilität konzentriert sich dabei insbesondere auf die Bereiche, wo der Patient vorsichtig, schüchtern, zurückhaltend und fast ängstlich über Dinge sprechen will. Hier müssen wir freundlich helfen und entlasten, indem wir den Eindruck bei unserem Patienten vermeiden, daß er etwas Falsches gesagt hat oder sagen könnte.

Unbefangenheit: Unsere Begegnung mit dem Patienten muß völlig wertfrei erfolgen. Wir dürfen zu Beginn einer homöopathischen Anamnese nicht voreingenommen sein. Jeder hat seine eigene Lebens- und Krankengeschichte. Unser Patient gibt uns mit seinen Informationen die wichtigsten Hinweise auf das wirksame Arzneimittel. Ein herablassendes Verhalten zum Beispiel ist daher unangebracht. Jeder Patient ist unser erster Patient. Ziehen Sie keine Parallelen zu anderen Fallgeschichten. Was uns interessiert, ist die materia medica.

Gründlichkeit: Gehen Sie dem Symptom auf den Grund, loten Sie es aus und erfahren Sie von der Persönlichkeit Ihres Patienten. Es ist das Bestreben des homöopathischen Arztes, ein, wie *Hahnemann* sagt, vollständiges Symptom zu ermitteln. Nicht nur die Gesamtheit der Symptome zählt, sondern auch der Ort des Geschehens, die Ursache usw. Mit all diesen Kriterien müssen wir umzugehen lernen (vgl. *Organon,* § 7). Nicht immer ist die Gesamtheit der Symptome so deutlich, wie sie *Hahnemann* im § 153 schildert. Aber wenn wir gründlich arbeiten, läßt sich jede Krankheit auf diesen aufbauend schön und rund darstellen.

Wissen: Vor die Erfahrung haben die Homöopathen das Wissen gesetzt: Ohne die Arzneimittellehre bleiben Sie Dilettant.

Die Kunst der Anamnese ist erlernbar. Wir müssen uns mit **Kopf, Herz, Verstand und Intuition** für diese Aufgabe einsetzen. Dazu kommt die Kunst der Begegnung, in der der Kranke und der Arzt aufeinander zugehen. Diese müssen wir zu einem Erlebnis machen, welches nicht nur für den Arzt, sondern auch für den Patienten spürbar wird. Während dieser Begegnung muß eine Konsonanz herrschen, und beide müssen dieselbe »Wellenlänge« haben. Es ist Aufgabe des Arztes, seinen Empfangsbereich auf die Wellenlänge des Patienten einzustellen. Darüber soll in den folgenden Kapiteln berichtet werden.

Nicht nur der Einblick in das Procedere und die Struktur jedoch soll Ziel der Lektüre sein. Am Ende soll auch die **Faszination** spürbar geworden sein, die in der Arbeit mit der Homöopathie verborgen ist und die sich als das schönste Erlebnis des homöopathisch arbeitenden Arztes herauskristallisieren soll. Im einzelnen kann dies der Mensch mit seinen tausendfachen Fascetten in seiner biographischen Entwicklung sein oder die hundertfachen Symptome und Modalitäten, die ein einzelnes Krankheitsbild aufweisen kann. Wir erleben Menschen. Wer sich nicht locken lassen will, wer das Wagnis nicht immer wieder neu eingehen will, wem die Vielfalt zu bunt ist, dem ist die Homöopathie ohnehin fremd.

2 Gesprächsvorbereitung und Gesprächsführung

Wenn ein neuer Patient in unsere Praxis kommt, so bedeutet dies, daß wir einem anderen Menschen begegnen. Vor dieser Begegnung haben wir keine Vorstellungen darüber, wer auf uns zukommt. Der Eintritt gleicht oft einem »Auftritt«. Jeder einzelne Fall wird uns daher zu einem immer wieder völlig neuen, einmaligen und individuellen Erlebnis.

Die Annäherung des Arztes an den Patienten

Der unbekannte Patient • Überprüfung der eigenen Einstellung

Bereits vor dem ersten persönlichen Kontakt mit dem Patienten steht die gedankliche Annäherung an ihn.
Wir haben keine Vorstellung über das Äußere des Patienten oder sein Alter, wir wissen nicht, ob bzw. wie krank er ist, ob er hilfs- oder gar pflegebedürftig ist. Ist er ein Mensch, der mit seiner Gegenwart alles in seiner Umgebung unterdrückt, oder ist er offen und aufnahmefähig? Ist er zu einem Gespräch bereit, in dem er alles ausspricht, was der homöopathische Arzt wissen muß?
Neben diesen Gedanken ist es für den homöopathischen Arzt, der eine Anamnese aufnehmen will, ebenso wichtig, seine eigene Einstellung gegenüber dem noch unbekannten Patienten zu prüfen. Reflektieren wir gründlich unsere Einstellung, müssen wir uns eingestehen, daß uns der Beruf des Arztes auch in die Rolle einer »Autoritätsperson« drängt. Dies beeinflußt uns und unser ärztliches Verhältnis zum Patienten insofern, da wir andererseits unserer Rolle des Helfenden verpflichtet sind.

Vertrauen zwischen Patient und Arzt

Anamnese des Intimbereichs des Patienten • Offenheit • Sachlichkeit • individuelle Betrachtungsweisen von Recht, Moral und Gesetz • Vertrauensbruch und Irritationen

Das gegenseitige Vertrauen beruht auf der Offenheit und Sachlichkeit beider Beteiligter. Gleich zu Beginn der Anamnese soll dem Patienten bewußt werden, daß er als Individuum behandelt wird. Die Fülle unserer nach seinem spontanen Bericht gestellten Fragen sollen ihm deutlich zeigen, daß wir Interesse an seiner Persönlichkeit haben. Wir müssen ihn erleben lassen, daß wir von diesen Informationen ausgehend einen homöopathischen Therapieplan aufstellen.

▶ Offenheit und Sachlichkeit sind für das Gespräch sehr wichtig.

Dies wird besonders deutlich, wenn im Verlauf der Anamnese Informationen aus dem intimen Bereich des Patienten erfragt werden müssen. Früher war es eher außergewöhnlich, den Intimbereich zu thematisieren. Heute begegnen sich aufgeklärte Gesprächspartner.

▶ Wenn Sie mit der Thematisierung des Intimbereiches selbst Schwierigkeiten haben, machen Sie sich diese bewußt.

Das Arzt-Kranken-Verhältnis wird vom Umgang des Arztes mit seiner eigenen Autorität geprägt. Das körperliche und seelische Entkleiden, welches in jeder Untersuchung stattfindet, stellt ihn vor einen Konflikt und er übernimmt eine ihn manchmal auch belastende Verantwortung. Die ärztliche Erfahrung macht zwar vieles leichter, aber ein Fachtraining, z.B. in Balintgruppen, ist die bessere Lösung.
Um das Vertrauen eines Patienten zu gewinnen, sind weitere Aspekte zu berücksichtigen. Jeder einzelne hat seine eigene Betrachtungsweise von Recht, Gesetz und Moral.
Außerdem bringt unsere multikulturelle Gesellschaft auch recht unterschiedliche religiöse Vorstellungen hervor.

▶ Wir sollten die persönlichen Auffassungen unserer Patienten respektieren und mögliche religiösen Vorschriften mit in Betracht ziehen. So ist zum Beispiel das Entkleiden für Patientinnen islamischen Glaubens ein Problem.

Das gegenseitige Verhältnis kann also aus vielen Gründen heraus ein sehr einseitiges werden. Wie nun lassen sich das Streben nach Vertrauen einerseits und die Autorität andererseits verbinden? Die Erwartung, daß beides zueinander passen wird, kann nicht erfüllt werden. Am besten läßt sich dies an einem sehr krassen Beispiel aufzeigen.

z.B. Empfinden Patienten den Arzt als sehr autoritär, geschieht es leicht, daß sie sich wie Kinder verhalten. Wir wissen aber, daß diese Patienten in ihrer Zahlungsmoral sehr zuverlässige und pünktliche Menschen sind und vielleicht sogar ein geradezu pedantisches Verhältnis zum Geld haben. Die verordneten Medikamente jedoch lassen sie einfach in der Toilette verschwinden. Es bereitet ihnen ein offensichtliches Vergnügen, dem Arzt einen Streich zu spielen. Vermutlich ist dieses Verhalten so zu erklären, daß der Patient versucht, »den Spieß umzudrehen«. Er bringt den Arzt in eine Situation, in der dieser sich der »Willkür« seines Gegenübers bewußt werden soll. Damit rächt er sich für das vermeintliche Mißverhältnis zwischen Arzt und Patient.

Die Erfahrung mit einem solchen Patienten kann mitunter lehrreich sein. Ein Arzt-Patienten-Verhältnis beinhaltet viele Aspekte: Es ergeben sich Momente des gegenseitigen Vertrauens, aber auch solche der Angst oder des Vorrechts. Auf der einen Ebene hat die »unpersönliche Medizin« das Vorrecht, Macht über Gesundheit und Krankheit auszuüben. Kooperiert nun der Patient nicht mit uns, leitet er, indem er das Vertrauen des Arztes untergräbt, einen manchmal geradezu selbstzerstörerischen Prozeß ein. Wir müssen uns also streng an *Hahnemanns* Regeln halten (§§ 94–98 einschließlich Fußnoten), damit es zu keinem Vertrauensbruch kommt:
»So gewiss man (...) den Kranken selbst über seine Beschwerden und Empfindungen zu hören hat, (...) und ihm Glauben beizumessen hat, (...) so gewiss erfordert doch auf der anderen Seite, bei allen Krankheiten, besonders bei den langwierigen, die Erforschung des wahren, vollständigen Bildes derselben und seiner Einzelheiten besondere **Umsicht, Bedenklichkeit, Menschenkenntnis, Behutsamkeit im Erkundigen und Geduld** in hohem Grade.« (§ 98)
Von besonderer Wichtigkeit ist außerdem die Fußnote § 96 (»Wie man Erdichtungen, Zufälle und Übertreibungen erkennen und vermeiden kann«).
Der homöopathisch ausgebildete Kollege hat eine per se positive Auswahl von Patienten in der Praxis: Seine Klientel setzt Vertrauen in die Homöopathie als deren Spezifikum. Dennoch kann die Intensität einer homöopathischen Anamnese irritieren, können gute oder schlechte Presse oder entsprechende Kollegenkommentare Zweifel an der soliden Grundlage unseres Gebietes nähren.

▶ Seien Sie sich über diese Irritationen bewußt und handeln Sie als homöopathischer Kollege niemals weniger bedachtsam und gründlich als ihr Praktikerkollege drei Etagen über Ihnen im Arzthaus.

Sympathie und Antipathie

Anziehende und abstoßende Kräfte • Rolle des sozialen Status • Eid des Hippokrates • Ehrlichkeit und Klarheit

Unsere persönliche Einstellung gegenüber dem Patienten darf auf unseren Umgang mit ihm während der Anamnese keinen Einfluß nehmen.
Noch bevor der neue Patient das Sprechzimmer betritt und wir uns gegenseitig betrachten, kommen Kräfte zur Geltung, die wir in der Begegnung zwischen zwei Menschen auf der Straße beobachten können. Es sind anziehende oder abstoßende Kräfte, die sich nicht viel von jenen Sympathien und Antipathien unterscheiden, wie sie grundsätzlich menschlichen Begegnungen anhaften. Dabei spielt sicher unser Bewußtsein über den unterschiedlichen sozialen Status der Beteiligten eine Rolle, aber auch die Interessen von Patienten und Arzt, die ja doch verschieden sind.
Der Arzt darf nun keinen Patienten, ob weiblich oder männlich, ob unausstehlich oder liebreizend, ob langweilig, lästig oder interessant, in ein persönliches Raster der Sympathie oder Antipathie einstufen. Er muß immer »ärztlich« bleiben: konsequent sachlich, freundlich und objektiv, wie der Eid des *Hippokrates* ihn verpflichtet. Wahr und klar müssen Sie sein in Gedanken, Worten und Taten. Dann kann der Patient spüren, daß Sie für ihn da sind.
Selbst im Falle einer geradezu aufreizenden Antipathie dürfen Sie nicht aufgeben. Hierzu ein Beispiel.

z. B. Ich erinnere mich an eine alleinstehende Oberstudienrätin mit spitzem Kinn und spitzer Zunge. Ihre Äußerungen empfand ich als überaus anmaßend: Es sei schon etwas besonderes, daß sie einen Landarzt in Anspruch nehme. Normalerweise konsultiere sie nur Professoren.
Mir war bekannt, daß ihr Verhalten überall Mißbilligung fand – auch bei ihren Schülern. Dennoch blieb ich freundlich, und überging ihr aggressives Verhalten. Nach und nach flocht ich das eine oder andere Kompliment in das Gespräch ein. Nach wenigen Konsultationen veränderte sich ihr Verhalten. Sie wurde sehr freundlich.
Später erfuhr ich, daß sie ihr Leben lang unter dem Gefühl der Isolation litt. Sie konnte die Welt nicht mehr verstehen, und wurde zu einem, so ihre eigenen Worte, »widerlichen, alle verletzenden Stachelschwein«.
Ihre Beschwerden verschwanden nach einigen Sitzungen, und ihr Verhalten blieb freundlich, so daß selbst ihre Schüler sie ab dem Zeitpunkt als »richtig nett« bezeichneten.

Dieses Beispiel zeigt, daß nicht ausschließlich die Verordnung eines Arzneimittels wichtig ist. Uns muß bewußt sein, daß auch unser Verhalten während des Gesprächs für die Therapie relevant ist.

▶ Patienten, die besonders unsympathisch auftreten, müssen wir umso freundlicher entgegentreten, da sie unsere Zuwendung dringend benötigen, um gesund zu werden.

Das ärztliche Vorverständnis von Krankheit

Das Gesunde leitet sich vom Kranken ab • selbstdurchlebte Erkrankungen • Arzneimittelprüfungen • Auswirkungen im körperlichen und seelischen Bereich

Am besten stellen wir uns das ganze Leben als einen unablässigen Kampf gegen die Krankheit vor. **Das heißt, das Gesunde leitet sich vom Kranken ab.**

Besäßen wir ein Sinnesorgan, welches nur das Krankhafte wahrnehmen könnte, würden wir die Entstehung des Gesunden als Ergebnis einer abgewehrten Krankheit verstehen. Aus dieser Perspektive heraus nehmen wir schnell eine optimistische Haltung gegenüber unserem Leben und unserer Gesundheit ein.

Unser Verständnis für den kranken Menschen wird außerdem vertieft durch schwere **selbst durchlebte Erkrankungen oder Verwundungen**, vor allem dann, wenn die notwendige ärztliche Hilfeleistung ausblieb.

▶ Wenn wir selbst erfahren haben, daß Schmerzen in ihrer quälenden Form weniger über die Wahrheit täuschen können als freundliche, friedliche Zustände, so stellen wir fest, daß erstere sicherlich die prägenderen und belehrenderen sind.

Solche Erfahrungen sensibilisieren uns für Empfindungen wie Schmerz, Schwindel, Schwäche oder Übelkeit, aber auch für Angst, Gespanntheit und Stimmungen unseres Patienten, und je öfter wir selbst etwas erlitten haben, desto mehr erkennen wir den Patienten in seinem Leidenszustand. Wir erspüren dann seine Empfindungen und können mit ihm mitleiden und dabei trotzdem objektiv bleiben.

Gerade jüngere Kollegen, denen eigene Erfahrungen von Schmerz und Krankheit erspart blieben, müssen sich um einen liebevollen Umgang mit ihren Patienten bemühen. Wer zum Beispiel einmal einen Oberschenkelbruch o. ä. erlitten hat, geht mit seinem Patienten sehr, sehr sorgsam und verständnisvoll um. Eigene Erfahrungen sind für die Praxis sehr wertvoll.

Auch eigene Erfahrungen mit der **Arzneimittelprüfung** lassen uns Symptome einer Krankheit erleben und fördern damit das Verständnis für den Patienten. Eine eigene Arzneimittelprüfung mit ihren drastischen Auswirkungen im körperlichen und seelischen Bereich möchte ich im folgenden kurz schildern.

z. B. Bei der Arzneimittelprüfung erlebt der Probant etwas sehr Überraschendes. Er betritt den Erlebnis- und Erfahrungsraum einer Krankheit, den man, wenn man das Arzneimittel absetzt, jederzeit wieder verlassen kann. Das Erlebnis ist anstrengend, aber auch faszinierend. Während meiner Assistenzzeit wurde ich aufgefordert, von einem mir unbekannten Arzneimittel 4 x tägl. 5 Tropfen einzunehmen. Es handelte sich dabei um *Aloe.* Tagsüber blieb ich zunächst ohne Veränderung meines Befindens. Am nächsten Morgen erwachte ich mit einer gewissen Dumpfheit im Kopf, hatte einen kleinen Schmerz über den Augen und verspürte eine Empfindlichkeit gegen helles Licht. Die gewohnte Radiomusik zum Frühstück ertrug ich nicht und schaltete das Gerät ab. Im Mund hatte ich einen leicht bitteren Geschmack und verspürte keinen Appetit. Dann stellten sich erhebliche Blähungen im Bauch ein mit Abgang von vielen Winden. Vormittags traten während der Visite plötzlich Kollern und Krämpfe mit imperativem Stuhldrang ein, der ungeheuer stark war und durch die Vermehrung der Krämpfe immer noch zunahm. Trotzdem ich das Krankenzimmer sofort verließ, war der Weg zur Toilette zu weit. Die incontinentia alvi war mit einer großen Menge Stuhl, Luft und Hitze verbunden. Diese Attacke wiederholte sich an diesem Tag noch häufig. Wie sehr sich dieses Erlebnis auch auf die seelische Verfassung eines erwachsenen Menschen auswirkt, muß hier nicht näher erläutert werden.

Mein Erlebnis mit *Aloe* blieb mir fortan im Gedächtnis und bewirkte bei mir viel mehr Verständnis für Patienten, die meine Praxis mit ähnlichen Beschwerden, zum Beispiel bei Colitis ulcerosa, aufsuchten. Mir wurde klar, unter welchen schwierigen somatischen, aber auch psychischen Belastungen sie leben müssen.

Die Arzneimittelprüfung ist somit eine Methode, bei der man als Probant einen Erlebnis- und Erfahrungsraum einer Krankheit betritt, den man als Gesunder nicht kennt. Arzneimittelprüfungen sind deshalb immer wieder faszinierend, ganz gleich aus welchem Bereich der Empfindungen und Modalitäten das während der Prüfung Erlebte stammt. Dazu noch ein kleines Beispiel:

z. B. Gelbsucht oder auch die Arzneimittelprüfung mit **Ignatia** verleidet jedem Raucher sofort den Tabakkonsum. Sobald der Erkrankte oder der Probant dem Atem eines Rauchers ausgesetzt ist, erlebt er ein olfaktorisches »Inferno«, das er sicherlich nie vergißt!

Das erweiterte Bewußtsein

Vorurteile gegenüber unseren Patienten können wir nur vermeiden, indem wir ihnen gegenüber alle unsere subjektiven Gefühle ausschalten. Dies gelingt uns auf dem Weg der eigenen Bewußtseinserweiterung.
Die Wirkung, die ein neuer Patient auf uns hat, hängt natürlich zunächst auch mit seiner Physiognomie zusammen. Diese können wir systematisch analysieren, ohne seine geistigen und emotionalen Stärken und Schwächen aus dem Auge zu verlieren. Sein Alter und sein Habitus gehören ebenso wie sein Temperament zu den objektiven Symptomen, die wir im Verlauf der homöopathischen Anamnese genau betrachten und notieren müssen (vgl. Kap. 3). Allerdings geht die homöopathische Anamnese über ein reines Abfragen von äußerlichen Informationen auch in bezug auf die objektiven Symptome weit hinaus. Lassen Sie mich dies am Beispiel des Händedrucks näher erläutern.

z. B. Ich pflege meine Patienten immer selbst im Wartezimmer abzuholen, um dort schon einen ersten Eindruck von seinem Habitus zu gewinnen. Mit dem ersten Händedruck kommt es zur ersten Berührung mit dem neuen Patienten. Wie gehe ich nun mit dieser ersten Berührung um? Jemanden »in der Hand« zu haben, kann zweierlei bedeuten. Einmal kann dies heißen, daß man jemanden festhalten oder gar besitzen möchte. Diese Interpretation läuft den Voraussetzungen für ein gutes Arzt-Patienten-Verhältnis aber völlig zuwider.
Ein Händedruck kann allerdings auch bedeuten, daß man etwas berührt und entfacht, und dies stellt das Ziel unserer ersten Begegnung mit dem Patienten dar.
»Entfachen« bedeutet etwas anzünden, etwas Warmes oder Wärmendes hervorbringen, sozusagen ein Zündholz, das den Beginn einer Begegnung und deren Ausbau signalisiert. **Die Berührung ist dann, wenn sie nicht Geste bleibt, ein Zeichen unserer Möglichkeit, das Sein des anderen zu erkennen und in unser Bewußtsein aufzunehmen.**

- Voraussetzung hierfür ist, daß sich der Arzt selbst um seine eigene Bewußtwerdung bemüht. Er muß sich über seine subjektive Wirklichkeit, die sich im Erkennen der gegenständlichen Welt widerspiegelt, hinwegsetzen.

In diesem erweiterten Bewußtsein liegt die Freiheit, denn so lösen wir uns von allen unseren festen Vorstellungen, Begriffen, Bildern usw. Dadurch wird auch unser Handeln frei - wir werden schöpferisch. Wir müssen also auf einen Zustand hinzielen, in dem das ganze Sein unseres Gegenübers mit unserem eigenen Sein zu einer Gesamtheit des Seins verschmilzt. Hierzu benötigt man innere Erfahrung, welche wir nur über den eigenen Reifungsprozeß erreichen. Dieser ist notwendig, um das Menschsein zu vollenden und zum wirklichen Gütigsein zu gelangen.

- Die Wirklichkeit befindet sich jenseits der fünf »W«, das heißt jenseits unserer Fragen nach dem »was«, »wo«, »wann«, »woher« und »wozu«.

Mit einem solchen Bewußtsein werden wir bereits während der ersten Berührung, dem Händedruck, viel von dem Wesen unseres Patienten erfahren. Dies ist für Ärzte, die nur das Welt-Ich *Kants* kennen, nicht nachvollziehbar und manche werden diese Herangehensweise sogar als wirklichkeitsfremd bewerten. Für den homöopathischen Arzt jedoch geht es darum, das Wesen, die Art und Weise, in der sich Leben auch außerhalb der sicht- und tastbaren Welt darstellt, zu erkennen, zu verstehen und in die Arzneimittelfindung mit einzubringen.

- Diesen Zustand könnte man die **»Windstille der Seele«** nennen.

Erst wenn dieser erreicht ist, das heißt, wenn Emotionen, Sympathie, Antipathie, also alle subjektiven Reaktionen ausgeschaltet sind, können wir das Wesen des Patienten erfassen und eine homöopathische Anamnese mit den konkret faßbaren, strukturierten Gedanken beginnen, die wir benötigen, um mit dem Krankheitsbild umzugehen.

Gesprächsführung in der homöopathischen Praxis

In Gesprächen werden Probleme erörtert • Die Anamnese ist das Destillat der dialogischen Erhebung

Mit einem anderen Menschen sprechen, das heißt, auch mit einem Patienten sprechen, ist zunächst eine ganz selbstverständliche Situation in dieser Welt. Kommunikation gibt uns die Möglichkeit, Gedanken, Fragen, Probleme zur Sprache zu bringen.
Die unterschiedlichen Betrachtungsweisen der Kommunikationspartner ermöglichen es, im Gespräch ein Problem oder eine Frage zu erörtern und eine befriedigende Antwort zu finden. Dies gilt auch für das Anamnesegespräch. Darüber hinaus geben diese Gespräche häufig sowohl dem Patienten als auch dem Arzt Anregungen für den Alltag.

▶ Die Anamnese ist das Destillat der dialogischen Erhebung.

Es gibt aber Stunden und Tage, wo Patient und Arzt einfach keinen Draht zueinander finden. Woran liegt das? Sind die Fragen falsch? Sind zu viele Phrasen dabei? Im folgenden sollen einige Kriterien für eine erfolgreiche Gesprächsführung aufgezeigt werden.

Ursachen für Sprachbarrieren

Die Anamnese ist ein therapeutisches Gespräch • Desinteresse • Unterbrechungen • Wortgewalt

Die Homöopathie kann bis zu einem gewissen Grad auch als anamnestische Heilmethode verstanden werden.

▶ Die Anamnese ist also ein therapeutisches Gespräch.

Das Gespräch ist wichtig für die Erstellung der Anamnese selbst, jedoch ebenso für die Diagnostik und schließlich für die therapeutische Führung in der weiteren Behandlung. Nicht immer jedoch herrscht Einverständnis im Gespräch zwischen dem Patienten und dem Arzt. Solche Sprachbarrieren können unterschiedliche Ursachen haben.

Desinteresse: (Scheinbares) Signalisieren von Desinteresse von Seiten des Patienten oder des Arztes, welches zumeist jedoch auf Mißverständnissen beruht, führt häufig unvorbereitet dazu, daß sich die Gesprächspartner auf unterschiedlichen Sprachebenen bewegen. Dies kann zum Beispiel dazu führen, daß sich der Patient blockiert fühlt. Zeitdruck oder andere Belastungen können auch beim Arzt zu Kommunikationsstörungen führen.

Unterbrechungen: Eine Untersuchung von *Hellpach* zeigte (zit. nach *Balint, M.:* Der Arzt, sein Patient und seine Krankheit. Thieme, Stuttgart 1957), daß im Durchschnitt jeder Patient in seiner Rede bereits nach 18 Sekunden vom Arzt unterbrochen wird. Bei Anamnese-Gesprächen der Allgemeinmediziner stellte sich heraus, daß nur ein Viertel der Patienten die Schilderung ihrer Beschwerden zu Ende führen konnten. Nun wissen wir, daß wir in der homöopathischen Anamnese unseren Patienten ausreden lassen sollten. Schon *Hahnemann* gibt uns diese Pflicht auf, und wir sollten darauf achten *(Organon,* § 84). Gesprächsbegleitend machen wir Notizen.

Wortgewalt: Rhetorik und ein bewußtes Abweichen vom Sprachlevel des Patienten können sich zur arroganten Überlegenheit steigern, die der Patient spürt. Keinesfalls darf ein Patient mit Wortgewalt zum Beispiel zurechtgewiesen werden.
Viele alltägliche Hemmnisse und Mißverständnisse im Gespräch zwischen Arzt und Patienten könnten vermieden werden, wenn vom Arzt durch das ganze Leben hindurch einige Grundregeln der Gesprächsführung trainiert werden. Anleitungen zur richtigen Gesprächsführung werden innerhalb des Studiums leider nicht regelhaft angeboten.

▶ Hier können beispielsweise Balintgruppen hilfreich sein.

Richtiger Gesprächsrahmen und Gesprächsklima

Einrichtung der Praxis • Organisation • persönliche Einstellung des Arztes • Sprachebenen • aktives Zuhören • Empathie

Für den richtigen Gesprächsrahmen, ob beim Hausbesuch oder in der Praxis, sind einige Dinge zu berücksichtigen. Äußerliche Gegebenheiten beeinflussen die **Compliance** in gleichem Maße wie das Verhalten des Arztes. In der Praxis sollte die **Atmosphäre im Wartezimmer und im Sprechzimmer** den Patienten emotional entlasten. Lassen Sie Ihren eigenen Geschmack walten; das hilft dem Patienten, sich auf Sie einzustimmen.

▶ Vorsicht vor grellen Farben im Wartezimmer!

Die **Größe der Praxis** sagt nichts über ihre Qualität aus: Meine eigene Praxis hatte eine Fläche von 62 m^2 (incl. 10 m^2 Abstellraum). Wartezimmer, Sprechzimmer, Toilette und ein Raum für Empfang, Labor und Liege (Fläche 52 m^2) genügten für eine klassische homöopathische Praxis. Durch meine Fenster sah man in einen Hinterhof und meine Patienten liebten diesen Ausblick und meine gemütliche, ruhige, schlichte und warme Praxis sehr.
Man sollte sich möglichst nicht hinter Einrichtungen verstecken, sondern eine gute Atmosphäre schaffen. Im Sprechzimmer muß nicht mit **Technik** getrumpft werden. Aber wenn Ihnen der PC hier am meisten von Nutzen ist, dann hat er seinen Platz zurecht in Ihrer Nähe.
Eine Atmosphäre des Vertrauens wird auch von der Sitzordnung bestimmt. Sie sollte der eigenen Intuition entsprechen.

▶ Der **Schreibtisch** kann als Schranke empfunden werden. Ein zu nahes **Zueinandersitzen** bedeutet manchmal ebenfalls ein Hemmnis für den Patienten. Das richtige Sitzen ermöglicht eine offene und ungestörte Zuwendung, ein Fließen im Gesprächsablauf und schließlich auch die Konzentration auf das Wesentliche.

Im **persönlichen Umfeld** sollten sich nur Dinge befinden, die die Stimmung verbessern und die Leistungsfähigkeit erhöhen oder für das Vorankommen im Gespräch mit dem Patienten nützlich sind. Eine große Unordnung auf dem Schreibtisch, Berge von Fachzeitschriften, überfüllte Papierkörbe, schlechte Lichtverhältnisse und schlechte Raumluft schaden dem Gespräch.
Manchmal ist auch die Situation gegen den Gesprächspartner gerichtet. Hektik und Lärm belasten das Gespräch ebenso wie erkennbarer, offensichtlicher **Zeitdruck**.

▶ Der Arzt sollte es vermeiden, ständig auf die Uhr zu blicken.

Auch sollte dem Patienten keine Uhr zugewandt sein. Man sollte sie so gut verstecken, daß er es nicht bemerkt, daß wir sie im Blickfeld haben. Zeitdruck kommt in der Hektik einer Sprechstunde schnell auf, wenn die Termine nicht sehr ökonomisch organisiert sind. Grundsätzlich muß sich in einer Praxis jeder Zeit nehmen und der Einwand »Ich habe keine Zeit« sollte nie in Gegenwart eines Patienten geäußert werden. Allerdings ist das gute Gespräch nicht zwangsläufig ein langes Gespräch.

▶ Auch ein kurzes Gespräch kann sehr intensiv und erfolgversprechend sein!

Der **Gesprächsort** ist weniger wichtig als die Sicherstellung eines möglichst ungestörten Kontaktes. Unterbrechungen durch Mitarbeiter, Telefon, Gegensprechanlagen und andere Patienten sind zu reduzieren. Gespräche auf dem Flur oder auf der Treppe stören. Solche **Störungen** schaffen Ängste, Mißvergnügen, sogar Spannungen, die sehr schwer zu beseitigen sind (vgl. Kap. Voraussetzungen zur homöopathischen Anamnese).
Offenheit und Aufgeschlossenheit, das heißt eine Atmosphäre des Vertrauens, sollten das Gesprächsklima bestimmen (Kap. Vertrauen zwischen Patienten und Arzt). Auch die Einstellung des Arztes auf den Patienten beeinflußt den Gesprächsverlauf positiv. Im optimal verlaufenden Gespräch befinden sich die Gesprächspartner kommunikativ und emotional auf einer Ebene.

Ziel des Gespräches ist es, zu einer gemeinsamen Wirklichkeit zu gelangen. Fühlt sich der Patient einmal mit seinen Problemen angenommen und der Arzt hat das Gefühl, daß ihm der Zugang zur notwendigen Information geöffnet ist, so hat man den ersten großen Teilerfolg, und alles folgende fällt leichter. Zum guten Gesprächsklima gehört auch, daß sich der homöopathische Arzt bemüht, sich verständlich auszudrücken (vgl. Kap. Ursachen für Sprachbarrieren). Seine **Sprache** muß anschaulich, geordnet, einfach und dem Level des Patienten angepaßt sein. Die Umgangssprache sollte jedem abstrakten Fachjargon vorgezogen werden, so daß der Patient auch zum Weiterdenken angeregt wird.
So wird das **aktive Zuhören** zwangsläufig begleitet von einem einfühlenden Verstehen. Daraus entsteht eine Empathie, die nicht mit Mitgefühl, Sympathie oder gar mit mehr als dieser verwechselt werden darf (vgl. Kap. Sympathie und Antipathie). Es ist das Gefühl, den anderen zu erleben.

▶ Die **Empathie** ist die Fähigkeit des Arztes, sich emotional berühren zu lassen und gleichzeitig mit diesen Empfindungen richtig umzugehen. Sie ist der Schlüssel zum Verständnis für das Erleben und das Verarbeiten der Probleme des Patienten und die Voraussetzung dafür, daß Arzt und Patient, wenn sie über das Kranksein sprechen, auch wirklich dasselbe meinen. Der Arzt wird dann vom Patienten als offen und echt empfunden, das heißt, er empfindet ihn so, daß er seine Beschwerden und seine Nöte mit ihm zusammen erlebt.

Gesprächsabfolge

Die homöopathische Anamnese ist ein Stufenprogramm • geschlossene Struktur • Reihenfolge in der Anamnese

Die Fähigkeit zuzuhören, die richtige Gesprächstechnik und eine strukturierte Gesprächsführung sparen dem Arzt häufig sehr viel Zeit. Die homöopathische Anamnese ist ein **Stufenprogramm** (vgl. *Hahnemann*, Organon, §§ 83–104) und man kann dabei gewisse Grundregeln durchaus einhalten. Dies gilt auch für die **Reihenfolge** der bei der Anamnese erforderlichen Schritte.
Jedes gute Anamnesegespräch weist eine in sich **geschlossene Struktur** auf: Wir geben

dem Patienten die Hand, bitten ihn dann Platz zu nehmen und klären ihn über die **Besonderheiten einer homöopathischen Behandlung** auf. Daran schließt sich der **Spontanbericht** des Patienten an. Ist dieser beendet, beginnt der Arzt mit der **direkten und indirekten Befragung**. Hierzu zählen auch die abschließenden Fragen nach **Biographie, Familie und beruflicher Situation** des Patienten. An die Anamnese schließt die **körperliche Untersuchung** an. Die Ergebnisse werden im folgenden, insbesondere bei chronischen Erkrankungen, mit allen vom Patienten mitgebrachten **Unterlagen aus Praxis und Klinik** abgeglichen. Schließlich folgen eine **Abschlußbilanz** und die **Arzneimittelfindung** und zuletzt der **gemeinsam im Gespräch entwickelte Therapieplan** *(Abb. 4)*.

Gesprächseröffnung und Unterrichtung des Patienten

Der richtige Einstieg • Aufklärung des Patienten • begleitende Personen

Wir haben uns und unsere Umgebung auf einen neuen Patienten eingestellt. Er betritt zum ersten Mal unser Sprechzimmer, und wir widmen uns dem sichtbaren Ablauf der homöopathischen Anamnese.

Ein sehr wesentliches Element des Anamnesegespräches sind die Fragen des Arztes, insbesondere auch die das Gespräch einleitende. Der schlechteste Beginn eines Gespräches wäre ein flapsiges »Na, wo fehlt's?«. Viele Patienten fühlen sich dadurch zurecht provoziert. Es gibt andere Varianten, z. B.

- »Was führt Sie zu mir?«,
- »Aus welchem Grund suchen Sie mich auf?«

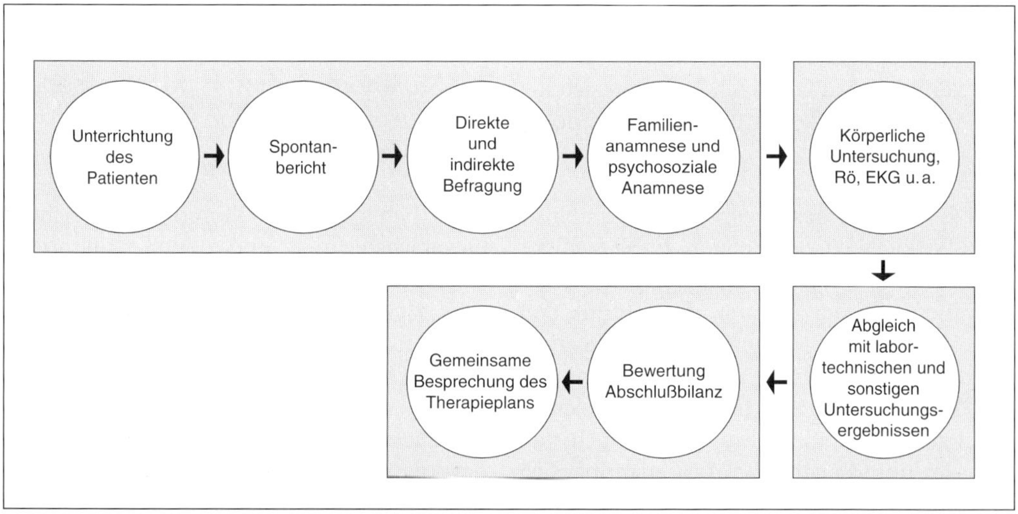

Abb. 4: Ablauf der homöopathischen Anamnese

▶ Solche Fragen ermöglichen dem Patienten einen **aufrichtigen Einstieg** in das Gespräch.

Sie geben ihm das Gefühl, daß er sich mitteilen kann. Dabei ist auf den richtigen Blickkontakt zu achten, der auch durch eine korrekte Sitzhöhe beeinflußt ist.
Die meisten unserer Patienten haben bereits vor ihrem **ersten Besuch** in unserer Praxis Ärzte aufgesucht und Erfahrungen gesammelt. Kommt ein Patient nun zum ersten Mal zu einem homöopathischen Arzt, muß dieser ihn zunächst einmal sorgfältig über seine Vorgehensweise bei der Anamnese aufklären. Dabei erklärt er ihm nicht nur, was er wissen will, sondern insbesondere auch warum. Er stellt dem Patienten dar, daß die Homöopathie eine Therapieform ist, bei der nicht eine Krankheit oder ein Symptom behandelt wird, sondern der Patient bzw. seine Person.

▶ Der Arzt erklärt dem Patienten, daß alle Symptome und Zeichen das Material darstellen, auf dem die Arzneimittelfindung gründet.

Der Patient soll verstehen, daß alle seine Symptome wichtig sind, und daß sie sich unterscheiden. Einerseits äußert er Krankheitssymptome, das heißt pathognomonische Anzeichen, andererseits zeigt er individuelle Symptome, die deshalb in der Homöopathie so wichtig sind, weil wir ihn, den Patienten, behandeln, und dazu seine individuelle Wirklichkeit notwendig ist.
Mit diesem Verhalten ist es uns bereits möglich, dem Patienten die Notwendigkeit des gegenseitigen Vertrauens bewußt zu machen und ihm darzustellen, daß er im folgenden auch wirklich alle Symptome äußern sollte. Wir machen ihn darauf aufmerksam, daß das Ziel seines Spontanberichtes und der direkten und indirekten Befragung das Finden des richtigen Arzneimittels ist und seine Äußerungen nicht der Befriedigung unserer Neugier dienen. Der Patient soll von vornherein wissen, daß wir ihn als Menschen kennenlernen wollen, gleichzeitig einen Querschnitt durch die Zeit seines Krankseins suchen und am Ende der Sitzung auch eine biographische Anamnese erheben werden, die nicht nur über seine momentanen Beschwerden Auskunft geben soll, sondern auch über seine Kindheit, Schulzeit, Berufsausbildung usw. (vgl. Kap. 5). Wir bereiten ihn darauf vor, daß wir uns insbesondere bei lang andauernden Krankheiten schriftliche Notizen machen werden.

▶ Mit Genehmigung von Seiten des Patienten kann man heute die Informationen auch auf Band aufnehmen.

Bei akuten Fällen genügt zumeist die kurze schriftliche Fixierung in Stichworten.

▶ Sind unsere Patienten eventuell in Begleitung **Angehöriger oder Freunde** gekommen, die sich ebenfalls im Sprechzimmer aufhalten, bitten wir diese freundlich, aber bestimmt, sich nur bei einer ausdrücklich an sie gestellten Frage zu äußern.

Erst dann fordern wir unseren Patienten auf, seinen Spontanbericht zu beginnen.

Das verstehende Gespräch: Spontanbericht

Momentane Beschwerden • »Ebbe« und »Flut« im Gesprächsverhalten • Anteilnahme

Der **Spontanbericht** gibt dem Patienten Gelegenheit, frei über seine Erkrankung zu berichten. Der Arzt sollte ihn währenddessen nicht unterbrechen, sondern Gedanken und Fragen für den anschließenden gelenkten Bericht schriftlich zu Papier bringen.
Kommt ein Patient zum erstem Mal in unsere Praxis, so möchte er zunächst über seine **momentanen Beschwerden** berichten. *Hahnemann* schlägt dem homöopathischen Arzt deshalb vor, den Patienten zunächst den

Grund für seinen Arztbesuch schildern zu lassen, ohne daß wir ihn unterbrechen, denn »jede Unterbrechung stört die Gedankenreihe der Erzählenden und es fällt ihnen hinterdrein nicht alles wieder genau so ein wie sie es anfangs sagen wollten« (*Hahnemann*, Organon, § 84).

▶ Bei seinem Spontanbericht ist der Patient völlig frei.

Er kann über seine Krankheit, deren Beginn und Ablauf, deren Intensität und alle Symptome reden. Seinen Schilderungen sollten wir unbefangen und vorurteilslos begegnen. Dies gilt auch für die Beurteilung der Konstitution des Patienten (vgl. Kap. *Persönlichkeitsportraits)*. Ein übereiltes Interpretieren ist fehl am Platze, denn dies verleitet uns zu Zwischenfragen. Erst wenn der Patient geendet hat, sollten wir uns wieder zu Wort melden und uns rückversichern, daß er nichts weiteres zu berichten hat.

Flury beschreibt die Situation des Erstberichtes mit einer sehr schönen Metapher. Er deutet den Grad der Gesprächigkeit des neuen Patienten als »Ebbe« oder »Flut«. Bei Patienten, die auf unsere einleitende Frage »Was führt Sie zu mir?« mit »Ich habe Schmerzen.« antworten, herrscht unübersehbar **»Ebbe«.** Der weitere Gesprächsverlauf stellt sich dann in etwa folgendermaßen dar: Auf die Fragen »Wo tut es weh? Wann tut es weh?« folgt ein »Es tut immer weh«, ein »Seit wann tut es weh und wie ist es gekommen?« wird lapidar mit »Es ist einfach so gekommen« beantwortet.
Bei **»Flut«** beobachten wir das Gegenteil. So betritt zum Beispiel eine sehr temperamentvolle, nach Parfum duftende Mittfünfzigerin unsere Praxis, und innerhalb weniger Minuten sind wir mit strukturlos vorgetragenen Informationen überhäuft. Dann handelt es sich oft um eine wahre »Sturmflut«, die im Resultat ebenso unangenehm ist wie die »Ebbe«. Letztere ist zumeist sogar die befriedigendere Situation, denn hier finden wir doch häufiger kleine Hinweise auf ein Arzneimittel. Herrscht jedoch »Flut«, müssen wir zunächst sehr viele mögliche Leitsymptome und Modalitäten notieren und diese später im gelenkten Bericht Punkt für Punkt hinterfragen. Oft bringen erst ein Telefongespräch oder eine zweite und dritte Anamnese die wichtigen Hinweise.

Jeder Patient tendiert mehr oder weniger zur einen oder anderen Richtung, zumeist liefert der Spontanbericht aber bereits erfolgreiche Gespräche und befriedigende Ergebnisse. Voraussetzungen für das Gelingen sind ein vom homöopathischen Arzt gut vorbereiteter Gesprächsrahmen, ein angenehmes Umfeld und seine Bereitschaft zuzuhören.

▶ Der Patient muß gerade jetzt über die von ihm erwartete ärztliche Anteilnahme hinaus die persönliche Neugier des Arztes spüren können, die hinter seinem ernsthaften Zuhören steckt.

Er sollte die ärztliche Vorfreude darauf fühlen, daß ihn eine möglicherweise auch schwierige Aufgabe erwartet. Wenn noch nicht beim Spontanbericht, so doch sicher bei der sich anschließenden Befragung muß der Patient die **Anteilnahme** an seinem Schicksal empfinden. Entsteht eine solche Emotion beim Patienten, so gelingt es, viele Türen als Zugang zur Konstitution und zur Diathese des Patienten zu öffnen. Ein solches Gespräch ist stark von unserer Erfahrung im Umgang mit kranken Menschen und der dadurch möglichen Einstellung auf das vor uns sitzende Individuum abhängig und hat kein konkretes Schema. Die Persönlichkeit eines jeden Menschen ist anders, und man muß das Gespür dafür erst erarbeiten und schließlich aus der Erfahrung heraus perfektionieren.

▶ Das Gelingen des Gespräches zwischen Patient und Arzt ist also an dessen Fähigkeit geknüpft, mit der richtigen Einstellung an den Patienten heranzutreten und sich einer adäquaten Gesprächstechnik zu bedienen.

Im Falle des Spontanberichtes bedeutet dies, auch ein **verstehendes Gespräch** zu führen. Dieses verstehende Gespräch ist jene Gesprächsform, in der Arzt und Patient zu einer identischen Wirklichkeit finden *(vgl. Kap. Das erweiterte Bewußtsein)*. Daran ist jede erfolgreiche Medizin und auch die erfolgreiche homöopathische Therapie gebunden.

Grundregeln für den gelenkten Bericht

Gezielte Befragung • Diskretion • »habitus amnesticus« • möglichst ausführliche Beschreibung der Modalitäten • Regeln zur Qualität der Fragen

Das Gelingen des vom homöopathischen Arzt gelenkten Berichts des Patienten hängt von dessen Verhalten, aber auch von der Gesprächstechnik ab. Eine bedeutende Rolle spielt hierbei die Mimik des Arztes.
Nach dem Spontanbericht führt der Arzt die Anamnese mit **gezielten Fragen** an den Patienten fort. Diese schließen die Modalitäten *(vgl. Kap. Leitsymptome und Modalitäten)* und die Gesamtheit der Symptome ebenso ein wie die biologische und soziologische Anamnese mit familiären, beruflichen oder weiteren notwendigen Hintergründen.
Die Paragraphen 83 und 84 des *Organon* geben Hinweise auf unser Frageverhalten. *Hahnemann* betont, daß wir unseren Patienten behutsam und nur in Andeutungen befragen sollten. Er soll nicht das Gefühl haben, »ausgequetscht« zu werden.

▶ Diese **Diskretion** soll unseren Respekt davor zeigen, was sich am Ende der Anamnese als Ausdruck des Individuums des Kranken erweist.

Wir fragen in allgemeinen Ausdrücken - der Patient gibt uns die individuelle Beschreibung. Auch *Kent* warnt uns vor **Suggestivfragen**: »Leading question - misleading answer!«. Das heißt, die Fragen sind so zu formulieren, daß sie dem Patienten nicht bereits eine Antwort in den Mund legen.
Dies gilt auch für die Mimik des Arztes. *Flury* nennt den optimalen Gesichtsausdruck des Arztes den »habitus amnesticus«: Der Patient darf sich nicht in der Situation eines Kreuzverhörs fühlen, obwohl wir ja teilweise fast detektivisch vorgehen, und versuchen, unserem Patienten »auf die Schliche zu kommen«.

Der Gesichtsausdruck des homöopathischen Arztes sollte dem **»Pokerface«** ähnlich sein: Wir zeigen weder Anzeichen von Ratlosigkeit oder gar Entsetzen, noch signalisieren wir ihm, wenn wir einen Trumpf, das heißt eine erste Vermutung über ein Arzneimittel, in der Hand haben. Der Patient beobachtet die Mimik des Arztes genau und registriert jede krause Stirn und jedes Grinsen. Am besten ist ein freundlicher, zuvorkommend-aufmerksamer und verständnisvoller Gesichtsausdruck, denn unsere Mimik vermag die Reaktionen unserer Patienten in ähnlicher Qualität zu beeinflussen wie unsere Fragen.

Einen großen Teil der von uns benötigten Informationen umfassen die **Modalitäten.** Die Patienten geben während ihres Spontanberichtes selten einen kompletten Abriß dieser wichtigen Hinweise. Wir können hier sehr schematisch vorgehen, indem wir uns an die Abfolge folgender Fragen halten: Cur/quando (Warum/wann)?, ubi (wo)?, quod (was, wie)?, quomodo (auf welche Art und Weise)?, und eventuell quis (wer)? *(Vgl.*

hierzu Kap. Modell eines gelenkten Berichtes).

▶ Der Arzt formuliert dann gute Fragen, wenn sie

- klar und unmißverständlich sind,
- zum richtigen Zeitpunkt gestellt werden,
- die Bereitschaft zum Antworten fordern,
- dem Gesprächsziel dienen,
- den Gesprächsgegenstand vertiefen,
- das Gespräch weiterbringen und
- die Kommunikation fördern.

Wichtig ist, daß die **Fragen zusammenhängend** sind und **nicht zu schnell aufeinander** folgen. Der Patient sollte die Möglichkeit haben, den Inhalt der Frage völlig zu verstehen und auf seine Antwort zu übertragen. Notfalls muß man die Frage umformulieren, um eine klare Antwort zu erhalten. Einige Regeln sind im Gespräch immer zu beachten.

Erste Regel. Der homöopathische Arzt sollte nie an Selbstkritik sparen.
Manche Gespräche sind für Arzt und Patienten gleichermaßen aufregend, andere hinterlassen ein unbefriedigendes Gefühl, vor allem, wenn man sich als Arzt mitunter nicht verstanden fühlt. Die Analyse des eigenen Ich ist gerade in solchen Situationen äußerst wichtig, motiviert sie doch auch dazu, die Gesprächsführung zu ändern und unter Umständen besser zu gestalten.

Zweite Regel. Der homöopathische Arzt sollte sich selbst zuhören können.
Dies zu lernen ist nicht leicht. Es ist aber ein sehr kritischer Prozeß, der darüber Aufschluß geben kann, wie weit die eigene Gesprächsführung verbesserungsbedürftig und variabel ist. Man sollte insbesondere darauf achten, ob die Fragetechnik dem Patienten adäquat ist. Der Erfolg ist daran meßbar, ob der Patient sie verstanden hat. Auch Gesprächspausen sind für den Patienten sehr wichtig.
Die Gesprächsführung darf beim Patienten nie Angst erzeugen. Die Abweisung oder Bagatellisierung einer gerade entwickelten Idee des Patienten bringt das Gefühl der Entmündigung beim ihm hervor.
Eine Selbstbeobachtung weist auch darauf hin, ob die verwendete Terminologie dem Verständnis des Patienten angemessen ist. Verballhornungen von Fachtermini (zum Beispiel Phrasen wie »Hatten Sie postnatale Schwierigkeiten?«, »Na, Sie haben einen durch keinerlei Sachkenntnis getrübten Infantilismus!« . . .) versteht nur der Fachmann, nicht der Laie. Auch sogenannte Killerphrasen (zum Beispiel: »Das ist doch lächerlich!«, »Das kann nicht wahr sein!«, »Sie spinnen doch!«, »Waren Sie schon einmal beim Psychiater?«) kommen häufiger vor, als man selbst annimmt. Der Patient stellt in solchen Fällen schnell sein Antworten ein.
Am Ende der Anamnese sollten wir uns immer die Frage stellen: »Ist mein Gespräch, meine Fragestellung dem Patienten in seiner Situation gerecht geworden? Bin ich als Person ihm gerecht geworden?«

Dritte Regel. Der homöopathische Arzt sollte den Gesprächsrahmen optimal gestalten.
Der Gesprächsrahmen ist mitunter entscheidend dafür, welcher »Stern« über dem Gespräch steht: Die Qualität eines Gespräches ist insbesondere davon abhängig, daß keine vermeidbaren Störungen von außen auftreten und Arzt und Patient nicht unter Zeitdruck stehen.

Vierte Regel. Der homöopathische Arzt muß aktiv zuhören können.
Aufmerksames, aktives Zuhören im Gespräch mit dem Patienten ist eine wesentliche Voraussetzung dafür, daß er alles Notwendige erfährt. Er muß dabei auf sein persönliches Verhalten achten. Gesprächsfördernde Pausen, sogenannte Entscheidungspausen, müssen toleriert werden. Der Gesprächspartner muß deutlich spüren, daß man sich in dieser Zeit ihm zuwendet und Zeit für ihn hat. Er darf außerdem niemals unterbrochen wer-

den, weil das Gespräch die eigenen Überlegungen stört.
Es gibt Patienten, die durch aktives Zuhören ungeduldig werden. Sie gehen davon aus, daß der Arzt keine Zeit für sie hat. Das Gegenteil jedoch ist der Fall. Spürt der Arzt die Ungeduld des Patienten, sollte er ihn kurzfristig unterbrechen und dem Patienten etwas »schmeicheln«, zum Beispiel mit der Bestätigung, daß er seine Beschwerden sehr klar und sehr gut darstellt. Diese Anerkennung hilft dem Patienten, seine Ungeduld schnell abzulegen. Menschen sind, insbesondere beim Arzt, sehr empfänglich für lobende Worte. Sie führen zur Entspannung des Patienten und sind eine gute Grundlage, um eine positive Compliance herbeizuführen. Zuletzt spart aktives Zuhören viel Zeit. Zeit allein kostet vielmehr das Nicht-Zuhören.

Fünfte Regel. Der homöopathische Arzt muß auch Informationen hören, die häufig nur im Nebensatz anklingen.
Der Spontanbericht und die Antworten des Patienten beinhalten häufig Botschaften, die über den eigentlichen sachlichen Inhalt hinausgehen. Sie sagen etwas über unseren Gesprächspartner aus, über seine Einschätzung der momentanen Beziehung zwischen ihm und uns. Hören wir genau hin, können wir zum Beispiel auch etwas über seine Pläne und Ziele erfahren. Eine der häufigsten Fehlerquellen im Arzt-Patienten-Gespräch liegt sicher darin, daß wir meist nur die sachliche Aussage aufnehmen, die eigentliche Botschaft in dieser Beziehung aber leider ungehört bleibt.

Sechste Regel. Der homöopathische Arzt muß seine Empathie in das Gespräch mit einbringen.
Sie ist Grundvoraussetzung für die erfolgreiche Therapie, da sie die Brücke bildet, die den Arzt aus seiner eigenen Wirklichkeit in die seines Patienten führt oder umgekehrt, und die es ermöglicht, eine gemeinsame Wirklichkeit zu finden.

Siebte Regel. Der homöopathische Arzt muß in der Lage sein, beim Patienten Fragen zu provozieren.
Fragen sind nicht nur zur Gesprächseröffnung wichtig, sondern sie dienen beiden Gesprächspartnern auch zur Vertiefung des Gespräches. In dessen Verlauf muß es uns gelingen, auch das Frageverhalten des Patienten zu ergründen. Selbst Fragen, die er nicht direkt an uns richtet, spiegeln vieles von seiner Persönlichkeit wider. Wir sehen und spüren, daß er sich mit Fragen wie »Warum hat der Arzt den Wunsch, mir zuzuhören?«, »Warum fragt er mich das gerade jetzt?«, »Warum wiederholt er gelegentlich Fragen?« auseinandersetzt. Andere Fragen richtet er direkt an uns. Gerade wenn er jedoch überhaupt keine fragende Teilnahme am Gespräch aufweist, sollten wir uns darüber Gedanken machen, welchen Grund er dafür hat. Es ist möglich, daß er Angst hat, daß er unter Zeitdruck steht, oder daß Sprachbarrieren die Ursache sind.

Achte Regel. Der homöopathische Arzt sollte das Gespräch als ein geschlossenes Ganzes betrachten.
Es gibt Gespräche, die keinen flüssigen Gesprächsverlauf von einem Beginn zu einem Ende aufweisen. Sie werden nicht von einem durchgehenden Thema bestimmt. Ein klarer Gesprächsabschluß fehlt. Es zeigt sich, daß bereits eine falsche Gesprächseröffnung zu solchen unbefriedigenden Ergebnissen führen kann. Sie ist häufig richtungweisend für den gesamten Gesprächsverlauf und damit eine sehr schwierige Phase der Anamnese.

Goethe bietet hierzu eine sehr schöne Metapher: »Wer das erste Knopfloch verfehlt, kommt mit dem Zuknöpfen nie zu Rande.«

In bezug auf unsere Gesprächssituation soll das heißen, daß wir unsere Annäherung dort beginnen müssen, wo der Patient innerlich steht; unser Standpunkt ist dabei irrelevant. Ein paar kurze Bemerkungen über das Wetter oder ähnliches führen den Patienten in das Gespräch hinein. Erst dann können wir vorsichtig zum eigentlichen Thema der Anamnese übergehen.
Ebenso wichtig ist ein klarer Gesprächsabschluß. Überlegungen über das Erreichte bzw. das nicht Erreichte zählen zur Nachbereitung einer Anamnese. Fragen nach dem eigenen Standort und dem des Patienten, und die Überprüfung, ob das Gespräch tatsächlich zu einer gemeinsamen Wirklichkeit führte, lassen erst eine vollständige Gesprächsbilanz zu. Diese ist schließlich Voraussetzung für einen gemeinsamen konstruktiven und zuletzt erfolgreichen Therapieplan, der Verordnungen, Ratschläge und Empfehlungen einschließt.

Neunte Regel. Der homöopathische Arzt muß die Basis für eine gemeinsame Wirklichkeit schaffen.
Dieser Schritt zum verstehenden Gespräch ist sehr schwierig. Sie erfordert zunächst eine Auseinandersetzung mit dem eigenen Ich. Erst wenn man seine eigene Wirklichkeit gefunden hat, ist es möglich, sich auch in fremde Wirklichkeiten hineinzufinden. Gegenseitige Akzeptanz und Respekt schaffen im Entgegenkommen, in der Kommunikation, eine Verbindung zweier Individuen und deren Wirklichkeiten. Dies ist die Grundvoraussetzung für das gegenseitige Vertrauen. Erst in einer solchen Atmosphäre der Zuwendung wird das ärztliche Gespräch und die ärztliche Anamnese, insbesondere die homöopathische Anamnese, wirken, und die Basis für weitere Gespräche, für die Therapie des Patienten und notfalls auch für spätere präventive Maßnahmen bilden.

Familienanamnese und psychosoziale Anamnese

Soziales Milieu • Isolation • Schulzeit • beruflicher Erfolg/Mißerfolg • Entwicklung zur Einzelpersönlichkeit • Verhältnis zum Geld • Idealismus • partnerschaftliche Beziehungen • erbliche Erkrankungen

Den Abschluß unserer Befragung stellen die Fragen nach der Gemütsbeschaffenheit *(vgl. Kap. 4, Tab. 2,* Auskunft über die Gemütsbeschaffenheit), der Krankenbiographie, nach Kindheit, Schulzeit, Berufsausbildung usw., nach Lebenskrisen und Erfolgserlebnissen dar, denn diese runden unser Bild vom Patienten ab und geben Aufschluß über dessen Persönlichkeit und Konstitution *(vgl. Kap. Persönlichkeitsportrait).*
Das **soziale Milieu**, in welchem der Patienten aufgewachsen ist, ist für die homöopathische Anamnese sehr wichtig. Wir fragen nach seinem Elternhaus und nach seinem Verhältnis zu den einzelnen Elternteilen:

- ❑ Dominierte eher der Vater oder die Mutter?
- ❑ In welcher Lebensphase war welcher Elternteil Ansprechpartner für den Patienten?
- ❑ War er ein Waisenkind?

Die Antwort darauf kann uns bereits einen Hinweis auf ein großes Arzneimittel geben.

▶ Ein früh verstorbener Elternteil zum Beispiel prägt den Menschen in besonderem Maße.

Die **Großeltern** haben einen nicht unerheblichen Einfluß auf das Leben einer Person. Häufig verbreiten sie ein Stück »Nestwärme«, die die Eltern in der modernen Zeit meist aus beruflichen Gründen nicht mehr geben können.

Auch das Verhältnis zu **Geschwistern** sollte erfragt werden:
- ❑ Fühlte sich der Patient diesen vorgezogen oder vernachlässigt?
- ❑ Wie war das Verhältnis untereinander?

Wir müssen den Patienten ebenfalls berichten lassen, ob er sich in seiner **Kindheit** geborgen fühlte:
- ❑ Konnte er mit Schwierigkeiten oder Geheimnissen zu den Eltern kommen oder
- ❑ blieb er mit seinen ganz persönlichen Angelegenheiten allein?

Das Gefühl der **Isolation** in der Kindheit und während der Schulzeit stellt für einige Patienten ein Problem dar.
Sie berichten häufig sehr spontan, daß sie ein ungeplantes, sogar unerwünschtes Kind waren und schließlich nur »mitgefüttert« wurden. Dies ist eine sehr wichtige Information für uns, denn das Stichwort »Isolation« führt uns zu *Natrium muriaticum*. Daran sollten wir auch denken, wenn der Patient seine ersten Lebenstage im Brutkasten verbracht hat, ohne die Nähe und Wärme der Mutter zu spüren.

Der Bericht über die **Schulzeit** kann uns weitere Schlüssel zur Persönlichkeit des Patienten in die Hand geben:
- ❑ Gab es Schwierigkeiten mit Mitschülern oder Lehrern?
  Letzterer tritt nun als weitere, möglicherweise sehr prägende Autoritätsperson in das Leben des Patienten ein.
- ❑ Fühlte sich der Patient in der Schule gerecht oder eher ungerecht behandelt?
- ❑ War er froh, als er seinen Schulabschluß hatte und das Elternhaus verlassen konnte?
- ❑ Wie verhielt er sich zu Hause und wie in der Schule?

▶ Treten hier Widersprüche auf, sagt dies viel über unseren Patienten aus.

Der weitere Lebensweg prägt den Patienten insbesondere durch sein **Verhältnis zu anderen Menschen** und durch **beruflichen Erfolg oder Mißerfolg**. Letzterer wirkt sich häufig stark auf das Selbstbewußtsein des Menschen aus. Dieses wiederum zeigt Auswirkungen auf Stimmung und Temperament.

▶ Aus einem fröhlichen Kind kann ein sehr ernster, gedrückter und in sich gekehrter Mensch werden, wenn er mit seinen Problemen in Schule, Ausbildung oder Berufseinstieg nicht fertig geworden ist.

Diese Menschen öffnen sich häufiger einer Krankheit, und manchmal erst in einer Krankheit.
Ein anderer Patient fällt durch seinen (übertriebenen) **Ehrgeiz** auf. Auch dies ist eine Information, die uns als Hinweis auf ein Arzneimittel, hier *Argentum nitricum,* dienen kann.

In diese Art der Biographie gehört auch die **Entwicklung der Einzelpersönlichkeit**, das heißt der Bericht über Symptome in der Kindheit, über alle Stärken und Schwächen, auch die, die nicht pathologisch sind:
- ❑ Wann sind die ersten Zähne gekommen,
- ❑ wann hat der Patient Laufen gelernt,
- ❑ wann Stehen,
- ❑ wann sprach er die ersten Wörter,
- ❑ wann hat er das erste Mal selbständig gegessen,
- ❑ wann hat er nicht mehr in die Hose gemacht (auch nachts nicht mehr)?
- ❑ Hat er vor Prüfungen Stuhldrang gehabt, oder andere Erwartungssymptome?

Dies alles sind Symptome, die auch für das spätere Leben wesentlich sind.
Ein sehr enges **Verhältnis zum Geld** und zum Geldverdienen lenkt unseren Blick ebenfalls auf ein bestimmtes Arzneimittel. Befürchtet unser junger Patient zum Beispiel, daß er im Alter kein Geld hat, ist dies ein deutlicher Hinweis auf *Bryonia* o.ä. Bei Geiz wäre *Arsenicum album* das Mittel der Wahl.

Der **Hang zum Idealismus** ist genauso aussagekräftig. Ein ehrenamtliches Engagement in karitativen, kirchlichen, (umwelt-)politischen, sozialen usw. Bereichen spricht dafür, daß unsere Patienten nicht so sehr darauf aus sind, möglichst viel Vermögen anzuhäufen, sondern lieber einen Teil ihrer Ideale zu verwirklichen. Auch hier finden sich die entsprechenden Arzneimittel *(Sulfur, Pulsatilla, Causticum u.a.).*

Auch die **Rolle der partnerschaftlichen Beziehungen** sollte angesprochen werden. Ein wichtiges Moment ist die Eifersucht, ein Thema, auf das der Patient ungern direkt antwortet. Der Arzt hilft sich in solchen Situationen gut mit dem Mittel der **indirekten Befragung**, indem er auf andere, unverfänglichere Bereiche ausweicht.

♦ Will der Patient zum Thema Eifersucht nicht offen Stellung beziehen, helfen wir uns damit, ihn nach seinem Verhalten zu fragen, wenn sich ein enger Freund von ihm ab- und einer dritten Person zuwendet. Dies kann man auch auf das frühere Verhalten in der Schule gegenüber Freunden oder Freundinnen rückbeziehen. Damit ist die Frage der Eifersucht auch innerhalb der Partnerschaft geklärt, ohne daß wir indiskret wirken.

Am Ende der Anamnese steht die **Biographie der Eltern und Großeltern** und mögliche **erbliche Erkrankungen**. Hier können wir Hinweise auf Tuberkulose oder vielleicht auf andere miasmatische Belastungen bekommen. Auch diese Informationen können wichtig sein.

▶ In welche Richtung verstärkt gefragt wird, liegt in der **Intuition des Arztes**. Er sollte jedoch immer bemüht sein, sich auch durch Erfragen der biographischen und psychosozialen Umstände ein möglichst vollständiges Bild von der Persönlichkeit des Kranken zu verschaffen.

Zusammenstellung weiterer Sprach- und Verhaltensregeln für Arzt und Patienten

Interaktion • Compliance • positive und negative Einflußgrößen des Arztes und des Patienten • Merkblatt für die Einnahme homöopathischer Medikamente

In den vorangegangenen Kapiteln stellten wir fest, daß menschliches Verhalten und Sprechhandlungen eng miteinander verknüpft sind. Über die Kommunikation treten wir in Aktion, selbst wenn dies zum Beispiel während des Spontanberichtes unseres Patienten schweigend geschieht. Auch so signalisieren wir unserem Gegenüber unser Verstehen und haben dennoch nur nonverbal gehandelt.

Es wurde offensichtlich, daß die homöopathische Anamnese keine fest vorgegebenen Rollen als »Fragender« und »Auskunft Gebender« verteilt, sondern erst die gesamte **Interaktion** zwischen Arzt und Patient ein gegenseitiges Vertrauensverhältnis, eine gegenseitige Bereitschaft aufeinander zuzugehen, wachsen läßt.

▶ Die überzeugte Zuverlässigkeit des Patienten (**Compliance**) hinsichtlich Ihrer Verordnungen ist der Maßstab für die erfolgreiche homöopathische Anamnese. Ohne Compliance ist keine homöopathische Therapie möglich!

In folgendem sollen zusammenfassend und ergänzend wichtige Einflußgrößen positiver oder negativer Qualität auf die Compliance dargestellt werden.

Positive Einflußgrößen von Seiten des Arztes auf die Compliance

Die Compliance wird begünstigt durch:

• Vermeidung einer autoritären Grundhaltung	➪ Geborgenheitsgefühl durch verständnisvolle Zuwendung
• Kein oberflächlicher Umgang mit dem Patienten	➪ Erfüllung der Erwartungen, die der Patient hat
• Kein ungepflegtes Auftreten	➪ Sauberes, ansprechendes Äußeres (besser ohne »weißer Kittel«, aber z. B. mit weißem Hemd und Krawatte)
• Keine Entmutigung des Patienten bei Unbeholfenheit	➪ Ermunterung des Patienten durch Lob und positives Bewerten
• Kein Zeitdruck, kein Desinteresse	➪ Erkennbare Motivation
• Vermeidung von Vorurteilen	➪ Achtung vor der Individualität und der Persönlichkeit des Patienten
• Vermeidung einer Herabsetzung des Selbstgefühls des Patienten	➪ Auf das Level des Patienten eingehen
• Vermeidung einer kognitiven und emotionellen Überforderung des Patienten	➪ Behutsames Herantasten an die Möglichkeiten des Patienten
• Entgegenwirken bei Angst und Einschüchterung	➪ Ermutigung und Schaffen von Selbstvertrauen

Negative Einflußgrößen auf die Compliance, die auf die Persönlichkeit des Arztes zurückzuführen sind

Non-Compliance aufgrund der falschen ärztlichen Instruktion des Patienten:

• Unverständliche Instruktionen, insbesondere präsentiert mit Fachterminologie	➪ Allgemeinverständliche Formulierungen helfen dem Patienten
• Überladene, strukturlose Instruktionen	➪ In klaren Zusammenhängen erklären
• Unpräzise Instruktionen	➪ Konkrete Anweisungen geben (am besten schriftlich!)
• Mehrfach umformulierte Instruktionen	➪ Stringenz in der Formulierung beachten
• Instruktionen mit »erhobenem Zeigefinger«	➪ Auf ein vertrauensvolles Arzt-Patienten-Verhältnis achten
• Vom Patienten nicht einhaltbare Instruktionen	➪ Nur realisierbare Vorschriften geben (z. B. bei Diätvorschriften)

Negative Einflußgrößen auf die Compliance, die auf die Persönlichkeit des Patienten zurückzuführen sind

Non-Compliance wird beeinflußt durch:

• Allgemeine negative Gesundheits- und Krankheitsvorstellung	➪ Korrigierend eingreifen
• Niedrige Selbsteinschätzung von Gesundheitsrisiken	➪ Aufklärung im Gespräch
• Hohes Maß an Vorurteilen	➪ Vertrauen schaffen
• Passive Grundhaltung	➪ Hoffnung geben
• Eingeschränkte kognitive Fähigkeiten und Lernfähigkeit	➪ Auf das Level des Patienten eingehen
• Vordergründige Erwartung von starken Nebenwirkungen bei Verordnungen	➪ Aufklärung im Gespräch (Beipackzettel erläutern, Klinikberichte interpretieren ...)

Compliance als positives Ergebnis von Therapieempfehlungen im homöopathischen Anamnesegespräch

- Verordnungen werden sorgfältig in ihrer zeitlichen Verabfolgung und der jeweiligen Dosierung angegeben und am besten vom Patienten selbst notiert und anschließend vom Arzt kontrolliert. Man gibt Informationen über den Rhythmus eines Arzneimittels. Am besten, Arzneimittel 4 x tägl. verordnen, nicht 3 x tägl., außerdem um eine absolut pünktliche Einnahme bitten. Dies erhöht die Compliance erstaunlich und vermeidet zudem überflüssige Telefonanfragen (vgl. Merkblatt für die Einnahme homöopathischer Medikamente).
- Erklärung der Wirksamkeit der Arzneimittel: Der Patient soll darauf verwiesen werden, daß keine Einschränkung der Lebensqualität eintritt. Vermeidung des Begriffes »Erstverschlimmerung« – besser den Begriff »**Erstreaktion**« wählen!
- Erklärung eventuell auftretender Nebenwirkungen
- Gespräch über das »Image« einer Krankheit. Versuch, den Leidensdruck bestimmter Krankheiten zu mildern.
- Erklärung des Schweregrades der Krankheit und deren Heilungschancen
- Wenn in der Familie bereits dieselbe oder ähnliche Erkrankungen mit schwerwiegendem Ausgang auftraten, muß dem Patienten hinsichtlich seiner Heilungschancen Hoffnung gemacht werden.
  Bei schweren Erkrankungen muß Hoffnung aufgebaut werden und die Verzweiflung im Keim erstickt werden. Der Patient muß immer wieder ermutigt werden.

Merkblatt
für die Einnahme homöopathischer Medikamente

Sehr geehrte Patientin, sehr geehrter Patient,

bitte halten Sie sich für die Einnahme **aller** homöopathischer Medikamente an folgende Richtlinien:

- Lassen Sie bei allen Verordungen (Tabletten, Tropfen, Kügelchen oder Trinkampullen) die einzelne Gabe so lange wie möglich im Mund. Die Wirkstoffe werden auch schon durch die Mundschleimhaut aufgenommen.
  Tabletten werden gelutscht, Tropfen in wenig Wasser verdünnt.
  Die Einnahme sollte jeweils etwa eine halbe Stunde **vor** den Mahlzeiten erfolgen.
- Die Einzelgabe besteht normalerweise entweder aus 1 Tablette, 5 Tropfen, 5 Kügelchen oder 1 Trinkampulle. Eine Erhöhung der Dosierung verstärkt die Wirkung **nicht**, ist aber auch nicht schädlich. Erhalten Sie keine anderen Hinweise, ist das Medikament **ohne** gleichzeitige Flüssigkeitszufuhr zu nehmen.
- **Wichtiger** ist aber die genaue Einhaltung der angegebenen **Einnahmehäufigkeit.** Wenn Sie ein Medikament zum Beispiel nur 1 x pro Tag einnehmen sollen, so halten Sie sich bitte streng an diese Anweisung, sonst kann es unter Umständen zu Mißempfindungen kommen.
- Sollten Sie trotz Einnahme nach Vorschrift das Gefühl haben, Ihr Befinden würde sich verschlimmern, so ist dies nicht bedenklich und nur von kurzer Dauer. Es ist als **Reaktion** des Körpers auf ein Naturheilmittel anzusehen, und bedeutet für den Behandelnden sogar ein Zeichen für die richtige Arzneimittelwahl. Rufen Sie aber bitte in einem solchen Fall stets an, damit ich entscheiden kann, ob eine Therapieänderung usw. erfolgen muß. Sie müssen sich **in jedem Fall** melden bei starken Schmerzzuständen, bei Vorliegen eines eitrigen Prozesses oder bei plötzlich auftretendem hohen Fieber!

Ebenso stehe ich Ihnen für Rückfragen unter folgender **Rufnummer** zur Verfügung:

Praxis **Dr. M. Mustermann ☎ 0 . . . / . . . . .**

⇨ Ein letzter Hinweis:

So lange die Therapie andauert, sollten Sie über den Tag verteilt viel trinken, um die Schadstoffe aus dem Körper auszuleiten.
Vermeiden Sie aber Genußmittel wie Kaffee, schwarzen Tee und Nikotin.
Ebenso sollten Sie **nicht** sofort nach oder vor der Einnahme die Zähne mit **Zahncreme** reinigen, da diese die Mundschleimhaut mit einer »Isolierschicht« überzieht. Seit kurzer Zeit befinden sich Zahncremes ohne ätherische Öle und mit dem Hinweis »Homöopathie geeignet« auf dem Markt.

Mit freundlichem Gruß

Ihr Hausarzt

▶ Unseren Patienten die Hoffnung nicht nehmen, ist eine wichtige Aufgaben für uns.

V. von Weizsäcker gab seinen Schülern diesbezüglich eine mir sehr einprägsame Metapher mit auf den Weg. Er verglich die Krankheit mit einem Pferd und den Kranken mit dem Reiter. Die Kranken müssen Zügel und Sporen verwenden, um das Pferd streng im Griff zu behalten. Gelingt dies, halten sie sich noch Jahre »im Sattel«. Identifizieren sie sich jedoch selbst mit der Krankheit und versuchen, ihre Krankheit als Pferd auf ihren - schwachen - Schultern zu tragen, brechen sie bald unter ihrer Last zusammen.

Ein weiteres von *V. von Weizsäcker* aufgebrachtes Bild stellt die Krankheit als eitles Wesen dar. Sie ist glücklich, wenn man immer wieder von ihr spricht. Sie fühlt sich geschmeichelt und deshalb beim Erkrankten wohl. Ignoriert und vergißt er sie in seinem persönlichen Umfeld und bespricht sein Verhältnis zu ihr nur mit seinem Arzt, zieht sie sich beleidigt zurück, verschwindet vielleicht sogar.

▶ Viele Patienten zeigen auf diese oder ähnliche Metaphern eine erstaunlich positive Resonanz und man sollte sich nicht scheuen, einen Sachverhalt, wie sie eine Erkrankung darstellt, auch in solchen Bildern widerzugeben.

3 Die erste Begegnung

Physiognomie des Patienten • Alter, Habitus, Gesicht und Temperament • Systematisches Vorgehen und Intuition

Unser erster Eindruck von einem neuen Patienten wird von dessen **objektiven** und **subjektiven** Symptomen geleitet. Zunächst betrachen wir seine Physiognomie:

> Schon vor 2000 Jahren waren die Menschen in der Lage, aus der Physiognomie, der Gestalt, dem Verhalten und der Mimik Schlüsse auf den Charakter und das Temperament eines Menschen zu ziehen. Dies belegt *Cicero* in seinen »tusculanae disputationes« (4, 80): »Als Zopyrus, der sich damit brüstete, den Charakter eines jeden Menschen aus dessen Äußerem erkennen zu können, dem Sokrates begegnete und viele Laster aus ihm und seinem Gesicht herauslas, wurde er von allen ausgelacht, denn keiner hatte noch irgendeines jener Laster bei Sokrates bemerken können, nur nicht von Sokrates selbst. Sokrates gab dem Zyporus recht, er, Sokrates sei allerdings mit jenen Lastern auf die Welt gekommen, aber mit Hilfe der Vernunft habe er sich ihrer entledigt.«

So können wir anhand unserer Beobachtungen über **Alter, Habitus, Gesicht** und **Temperament** des Patienten vieles über den Menschen, der uns gegenübersitzt, erfahren. Im Gesprächsverlauf kristallisieren sich dann die subjektiven Symptome mehr und mehr heraus.

All die Eindrücke, die der homöopathische Arzt in diesem ersten Moment des Zusammentreffens erfährt, müssen verarbeitet werden. Die in *Kapitel 1* ausgeführte Strukturordnung wird bei der Vielfalt der in einer relativ kurzen Zeitspanne zu beobachtenden Zeichen zur Notwendigkeit. Daher ist eine systematische Vorgehensweise angebracht, obwohl zuletzt auch die Intuition des homöopathischen Arztes entscheidet, in welcher Intensität er welchem Symptom nachgehen sollte *(Abb. 5).*

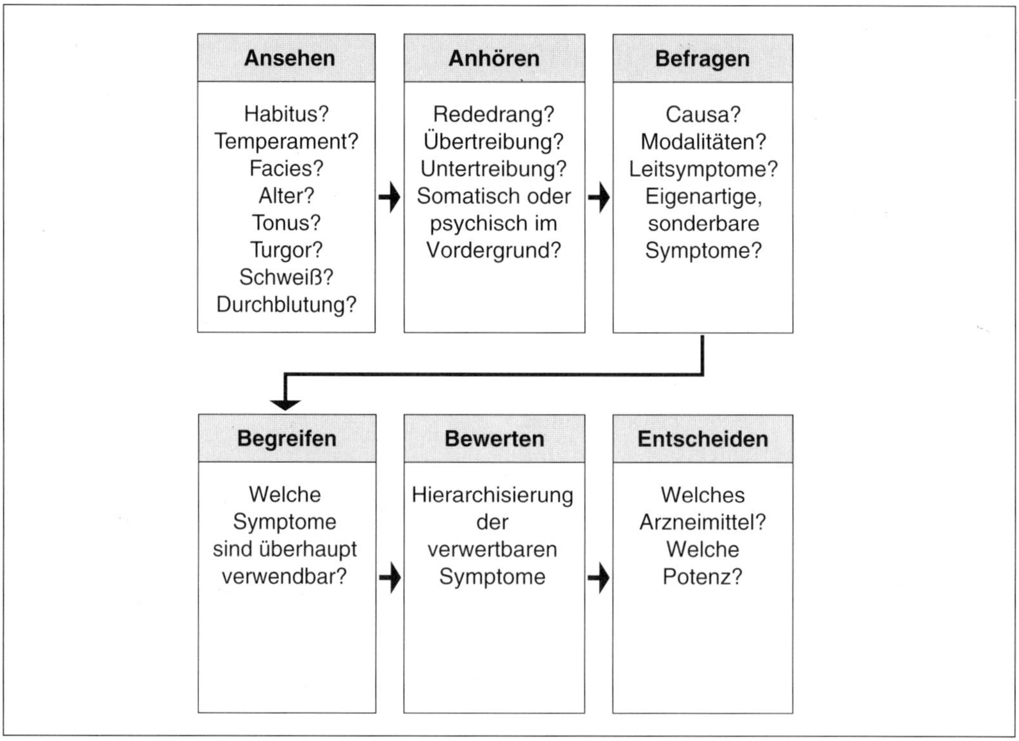

Abb. 5: Der Weg zur Arzneimittelfindung in der homöopathischen Anamnese

Die objektiven Symptome

Augen • Nase • Ohr • Tastsinn

Die objektiven Symptome sind diejenigen Symptome, die unseren »natürlichen Werkzeugen« Auge, Nase, Ohr und Tastsinn *(vgl. Kap. 4)* zugänglich sind. Häufig zeigt es sich, daß sie leider nicht so eindeutig sind, wie wir uns das wünschen.

In diesem Kapitel möchte ich begleitend zu zeigen versuchen, wie wir uns nach Erkennen eines objektiven Symptoms interpretierend an Repertorien orientieren können. Diesen Ausführungen liegt die 8. Aufl. **[KK]** bzw. 4. Aufl. **[EK]** des Repertoriums der homöopathischen Arzneimittellehre von *Kent* zugrunde (*Kent, J.T.*: Repertorium der homöopatischen Arzneimittellehre, 3 Bde. Übers. v. *G. Keller.* 8. Aufl. Haug, Heidelberg 1985 **[KK]** und *Kent, J.T.:* Repertorium der homöopathischen Arzneimittellehre. Übers. v. *W. Erbe,* 4. Aufl. Hippokrates, Stuttgart 1986 **[EK]**).

Körpersprache

Nonverbales Verhalten • Körperhaltung • Gesten

Viele Kollegen verstehen den Begriff der Anamnese heute nur noch als Kurzform des Kompositums »Anamnese*gespräch*«. **Nonverbales Verhalten** wird ignoriert, obwohl seine Aussagekraft für den homöopathischen Arzt äußerst wertvoll ist. **Körperhaltungen und Gestik** kehren das unbewußt oder bewußt unterdrückte Gefühl eines Individuums nach außen, so daß wir sofort Ängste, Mißtrauen, Ärger usw. im Habitus, dem Verhalten und in der Haltung des Patienten widergespiegelt finden.

Solche Hinweise müssen wir nutzen, denn mit ein wenig Übung werden wir leise Gesten unseres Patienten ohne zeitraubende Überlegungen richtig zu interpretieren wissen. Vielfach - und je größer unsere Berufserfahrung, umso häufiger - führen sie schon vor dem Gespräch zum richtigen Arzneimittel. Darüber hinaus sind wir in der Lage, durch unseren eigenen kontrollierten Körpereinsatz Hemmschwellen abzubauen, Vertrauen zu wecken oder Grenzen zu setzen, sobald das Gespräch stockend oder aus anderen Gründen nicht befriedigend verläuft. Im folgenden will ich Ihnen die wichtigsten Patiententypen und deren für geschulte Augen unübersehbaren Habitus vorstellen.

z. B. Schon der erste Blick kann bei Kindern eine *Calcium carbonicum*-Konstitution verraten: *Calcium carbonicum* klammert sich an alles, was zum engen Umfeld gehört.

Beim **Praxisbesuch** ist der Patient plötzlich in einer fremden Umgebung. Er schreitet langsam aus dem Wartezimmer ins Sprechzimmer. Sein Zuhause gibt ihm Sicherheit, hier fehlt ihm jedoch dieser »Burgfrieden« und die Geborgenheit. Die körperlichen Modalitäten dieses Mittels (»besser durch Wärme, in geschlossenen stickigen Räumen, bei Ofenhitze, durch warme Getränke/schlimmer durch Kälte in jeder Form«) verstärken dieses an das Zuhaus Gebundensein noch mehr. Er blickt auf der einen Seite ängstlich, andererseits aber doch gelangweilt. Ihn scheint die bevorstehende Anamnese zu bedrücken. Ein solcher Patient nimmt seine Persönlichkeit und persönliche Einzelheiten allzu wichtig. Seine Aussagen sind aber nicht übertrieben und er versucht nicht zu beeindrucken (im Gegensatz zu *Phosphor, Lachesis* oder *Sulfur)* und möchte auch niemanden anderen in Erstaunen versetzen. Seine Haltung ist einfach konservativ. Er bewegt sich wenig und zeigt keine große Mimik. Er wirkt in seiner Ängstlichkeit eher resigniert. Bittet man ihn zum Gespräch oder gar zur Untersuchung, erkennt man zwar die Angst in den Augen - nach außen hin aber wirkt er völlig gelassen. Er nimmt alles resigniert, ja sogar fatalistisch hin.

Hering sagt: »Solche Kinder fürchten sich genaugenommen vor allem, was sie sehen, und was nicht in ihre Familie oder in ihr eigenes Zuhause hineingehört.«

Sitzhaltungen im Wartezimmer

Den Aufenthalt im Wartezimmer empfinden Patienten meistens als unangenehm. Viele sind den eigenen Gedanken überlassen, die häufig um das bevorstehende Gespräch mit Ihnen, vielleicht auch um die Untersuchung kreisen. Dem Arzt, der ins Wartezimmer kommt, bietet sich eine günstige Gelegenheit, einen ersten, unverfälschten Eindruck vom Patienten zu gewinnen. Menschen, die in Gedanken vertieft sind, kümmern sich kaum um ihre Körperhaltung. Sie fühlen sich unbeobachtet.

▶ Beobachten Sie Ihre Patienten deshalb nicht erst während der Anamnese, sondern holen Sie ihn im Wartezimmer ab! Es lohnt sich.

Der ängstliche Patient

Der ängstliche Patient ist meist sehr schüchtern. Er traut sich nicht, Gedanken und Gefühle dem Arzt gegenüber sofort zu äußern. Aber er setzt unbewußt Signale, indem er seinen Körper sprechen läßt.

☞ Wenn Sie ihren Patienten nun betrachten, so werden Sie vielleicht erleben, daß er in eine Richtung starrt: ein erster Hinweis auf einen ängstlichen Patienten. Beobachten Sie ihn weiter, so fällt Ihnen auf, daß insbesondere Patientinnen ihre Fußknöchel umeinander geschlungen haben. Sie zeigen dabei häufig eine besonders feminin wirkende Haltung. Aber lassen Sie sich nicht täuschen. Die zusammengepreßten Knie, die auf den Schenkeln ruhenden Hände, die geschlossenen Lippen verraten, daß sich diese Frauen nur perfekt unter Kontrolle haben. Innerlich sind sie sehr unruhig.
Gehen Sie verbindlich-zurückhaltend auf diese Patientin zu. Versuchen Sie, die Atmosphäre zu entspannen, indem Sie das Gespräch mit Bemerkungen über alltägliche Dinge einleiten.

☞ Während die ängstliche Patientin ihre Hände auf den Oberschenkeln hält, umklammern die Hände eines männlichen Patienten, seltener die einer Frau, die Armlehnen oder Sitzflächen des Stuhls. Der Patient wirkt verkrampft. Auch bei ihm sollten Sie Vertrauen erwecken, indem Sie selbst locker und neutral in Ihrer Körperhaltung sind und weder aufdringlich noch distanziert wirken. Geben Sie Ihrer Stimme einen freundlichen Ton. Damit kann man fast jedem Patienten die Angst nehmen. Fragen Sie ihn, wie es ihm geht, und lassen Sie ihn selbst Schwerpunkte bezüglich seines Informationsbedürfnisses und seiner therapeutischen Interessen setzen.

☞ Der hinter der Wade des andern Beines eingeklemmte Fuß ist eine typisch weibliche Geste (auch im Stehen!). Es ist ein Zeichen von Schüchternheit. Diese Patientin versteckt sich. Sie verhält sich äußerst zurückhaltend. Sie werden Erfolg haben, wenn Sie Ihren eigenen Oberkörper leicht vorbeugen und ihr aufmunternd in die Augen blicken. Vermeiden Sie schnelle, hektische Gesten. Signalisieren Sie Offenheit. Ihre Stimme sollte warm-verbindlich klingen.

z. B. Während *Arsenicum album* aufgrund seiner Konstitution seine Angst sehr gut verbergen kann, sie sogar in sich abschließt, zeigt *Aconitum* eine sehr große Unruhe. Schon im Wartezimmer läuft er hin und her. Er kann nicht ruhig sitzen, er muß sich bewegen. Er zeigt deutlich große Angst. Sie tritt plötzlich und heftig auf: Der Patient verschließt seine Augen sogar. Er verschließt sich selbst aus Angst vor seiner Verletzbarkeit. Mitunter kann er schreien, sich am Boden wälzen, wie es Kinder gern tun. Auch der Erwachsene hat große Angst – Angst vor Verantwortung. Die größte Angst haben die Patienten davor, Angst zu haben, denn die Angst ist für sie Verzweiflungsangst. So wirken sie auch in ihrer Haltung: Sie zeigen Scheue und Furcht und keine Spur von freundlicher Zuneigung. Eine innere Ruhelosigkeit, eine nervöse Ablehnung ist bezeichnend. Schon der Gesichtsausdruck signalisiert Argwohn, Mißtrauen und Menschenscheue, man hat sogar den Eindruck von Boßhaftigkeit und Streitlust.

Der selbstbewußte Patient

Der selbstbewußte Patient neigt dazu, sein Selbstbewußtsein gegen einen seiner Meinung nach schwächeren Mitmenschen bewußt oder unbewußt auszuspielen. Er wirkt herausfordernd, überlegen, arrogant.

☞ Der sich überlegen fühlende Patient sitzt sehr entspannt auf seinem Stuhl, der Knöchel des einen Beines ruht auf dem Knie des anderen. Der Patient ist möglicherweise Manager eines größeren Unternehmens. Er zeigt schon mit seinen Augen, daß er sehr kritisch ist. Wenn Sie ihn abholen, wird er nicht sofort seinen Knöchel vom Knie nehmen. Reagieren Sie ohne übertriebene Freundlichkeit oder verkrampfte Körperhaltung. Treten Sie absolut selbstsicher auf. Es könnte sein, daß Ihr Patient an Ihrer fachlichen Kompetenz zweifelt. Ihr Ton sollte sachlich sein. Zukken Sie nicht mit den Augenbrauen oder dem Mundwinkel, auch wenn Ihr Gegenüber arrogant wird. Er wird ein *Lycopodium*-Patient sein: lässig, in seinen Antworten deutlich ironisch, nicht selten zynisch und sarkastisch. Bleiben Sie ruhig. Lächeln Sie freundlich. Seien Sie bei Bedarf schlagfertig, um, ohne aus der Haut zu fahren, so mit Ihrem Patienten freundlich fertig zu werden. Seine Verschlimmerungszeit liegt zwischen 16 und 20 Uhr. Bestellen Sie ihn das nächste Mal also am Vormittag.

Der renitente Patient

☞ Er sitzt im Wartezimmer wie ein Bollwerk. Zwei typische Körperhaltungen dieser Patienten sind folgende:
Entweder haben sie stark verschränkte Arme und Beine sowie einen verbissenen Ausdruck im Gesicht. Seien Sie in dem Fall sehr freundlich und fragen Sie gleich nach der Ursache der offensichtlichen Verärgerung. Bevor der Patient nicht »Dampf ablassen« kann, ist kein sinnvolles Gespräch möglich. Versuche, den Patienten durch übertriebene Freundlichkeit zu beschwichtigen, schlagen fehl. Ein zu unterkühltes Auftreten führt ebensowenig zum Ziel - im Gegenteil, der Patient fühlt sich zusätzlich provoziert. Gehen Sie räumlich auf Distanz, aber geben Sie der Stimme Wärme und Freundlichkeit. Wenn Sie dann vorsichtig Komplimente machen, ist es möglich, daß Sie im Laufe der Zeit etwas Freundlichkeit erreichen können.

☞ Den Patienten, dessen Fußknöchel in typischer Managerhaltung auf dem Knie des anderen Beines ruht, haben wir bereits als selbstbewußten Charakter erkannt *(Lycopodium*, s. o.). Umfassen nun beide Hände den Unterschenkel, bedeutet das Abwehr und verrät Starrsinn und Aggression *(Acidum nitricum)*. Dies ist ein Patient, dem Sie deutlich zeigen müssen, daß Sie ihn »erkannt« haben. Lassen Sie ihn reden und signalisieren Sie ihm, daß Sie seine Meinung sehr ernst nehmen. Spielen Sie die Rolle eines ebenbürtigen Geschäftspartners, dessen Fachgebiet Gesundheitsprobleme sind. Beschränken Sie sich dabei auf das Wesentliche seines »Expertengespräches«. *Acidum nitricum*-Persönlichkeiten sind meistens widersprüchliche Menschen. Ihre senkrecht auf der Stirn verlaufenden Falten zum Nasenrücken hin signalisieren bereits den Choleriker. Provozieren Sie ihn nicht durch Widerspruch - bleiben Sie auf Distanz. Signalisieren Sie dies durch Ihre Mimik (Pokerface). Treten Sie bestimmt auf, wenn Sie seine Lebensführung und seine Diät klar legen. Dann wird er Ihre Kompetenz annehmen. Geben Sie Ihre Ratschläge klar, deutlich und exakt.

Körperhaltungen im Stehen

Betrachten Sie Ihren Patienten, wenn er es vorzieht, stehend auf Sie zu warten.

Der ängstliche Patient

☞ Der ängstliche Patient pflegt auch im Stehen seine Beine und Arme scheinbar lokker überkreuzt zu halten. Er befindet sich innerlich in einer äußersten Defensivhaltung. Lassen Sie sich auch durch das Lächeln des Patienten nicht täuschen, denn bei Jugendlichen wird eine solche Körperhaltung auf den ersten Blick Aggression und Provokation bedeuten. Sie wollen »cool« wirken. Diese Haltung ist aber im Grunde ein Ausdruck von Ängstlichkeit. Bei diesen Patienten empfiehlt es sich, eine ausreichende räumliche Distanz zu wahren. Sie sollen sich wohl fühlen. Sie merken sehr bald, ob Sie ihnen zu nahe kommen oder vielleicht sogar zu weit weg sind.

☞ Eine Dame, die ihre Handtasche wie ein Schutzschild mit beiden Armen an ihre Brust preßt, ist völlig verschlossen. Sie betritt Ihr Sprechzimmer sogar mit zugeknöpftem Mantel. Das sind Menschen, die ihre Persönlichkeit zugunsten eines dominanten Partners in den Hintergrund stellen. Reagieren Sie nicht mit übertriebener Herzlichkeit. Dies widerspricht ihrer gewohnten Rolle, und sie würde sich noch hilfloser fühlen.

☞ Häufig begegnen uns Patienten, deren Hände sich schützend vor den Genitalbereich befinden. Wir kennen diese Geste von Fußballspielern, die einen Abwehrblock bilden. Mißverstehen Sie die Geste Ihres Patienten nicht, denn dieser signalisiert mit seiner Haltung nicht Abwehr, sondern Schüchternheit. Er hofft, daß Sie eine Lösung für seine Probleme finden. Ihm selbst mangelt es an Selbstvertrauen. Deshalb tendiert er dazu, sich an den ärztlichen »Rockzipfel« zu klammern.
Um einer zu engen Bindung zwischen Ihnen und Ihrem Patienten entgegenzuwirken, sollten Sie nicht zu verbindlich reagieren. Versuchen Sie, Ihrem Patienten Selbstvertrauen zu geben. Gehen Sie dabei Schritt für Schritt vor. Erörtern Sie einen Teilaspekt seiner gesundheitlichen Probleme nach dem anderen, und präsentieren Sie erst danach Lösungsvorschläge.

☞ Beachten Sie weiter eine sehr aussagekräftige Geste: Ihr Patient zieht die Manschette des Hemds nach vorne und prüft den Sitz der imaginären Knöpfe. Es handelt sich um einen äußerst disziplinierten Patienten. Er versteckt seine Angst hinter dieser Schutzgeste.
Er hat ein großes Bedürfnis nach Distanz und korrekten Umgangsformen: Halten Sie sich also an die gesellschaftlichen Konventionen.

z. B. Ein Patient, ein alter pensionierter Ministerialrat, korrigierte immerfort seine Manschettenknöpfe. Er schob sie unablässig hin und her, putzte sie sogar während des Gespräches! Sie waren aus Bernstein, was signalisierte, daß er sich auch etwas schmücken wollte. Er brauchte *Arsen*. Auch bei ihm bestanden Angst, Schwäche und in diesem Fall Magenbeschwerden, die besonders nachts deutliches Brennen hatten.

☞ Patienten, die sich verlegen im Nacken den Haaransatz reiben, empfinden die Situation der Anamnese als entsetzlich peinlich. Sie wagen nicht, Ihnen in die Augen zu schauen. Umgekehrt lassen sie sich auch nicht anschauen. Diese Patienten beschäftigen sich mit einem Problem, das ihnen peinlich ist. Sie sind sehr besorgt.
Diesen Patienten gegenüber sollte man einfühlsam sein. Signalisieren Sie Nähe. Er könnte ein *Arsen*- oder ein *Chamomilla*-Patient sein, vielleicht sogar ein Patient, der *Natrium muriaticum* oder gar *Nux vomica* braucht. Alle sind in ihrem Verhalten und in ihrer Gestik ganz verschieden, aber allein die Tatsache, Sie nicht ansehen zu können, ist ein Signal, das auf diese Arzneimittel hindeutet. Man muß diesem Patienten Zeit lassen. Seine Antworten kommen zögernd, was ihm wiederum peinlich ist. Zeigen Sie ihm, daß Sie nicht beabsichtigen, ihn bloßzustellen.

z. B. Ein etwa 30jähriger, sehr großer, kräftiger Mann kam in meine Praxis: ein fröhliches Gesicht und unglaubliche Muskeln. Diese waren nicht das Resultat von Bodybuilding, sondern er war führender Inspektor eines großen Gutshofes. Er erzählte mir, daß er mit einer Hand einen Jungstier an einem Horn packen und ihn in die Knie zwingen kann.
Er wollte sich von mir wegen Migräne behandeln lassen. Bei einem kurzen Gespräch, während ich über dem Repertorium saß, fragte ich, wie es seiner Familie gehe, und hörte ihn plötzlich schluchzen und weinen. Ich fragte, ob ich etwas Unpassendes gesagt hätte. Er antwortete zögernd, ich hätte seinen wunden Punkt getroffen: »Sie sprachen von meiner Familie: Ich bin nicht verheiratet. Ich weiß, daß alle Leute lachen – ein Mannsbild wie ich ... und nicht verheiratet. Das versteht keiner. Ich habe so eine Angst vor

Frauen. Sie können sich das nicht vorstellen.« Das hatte ich nicht erwartet. In *Kent* (I, 43) finden Sie für das Stichwort »Furcht vor Frauen« ein einziges Mittel: *Pulsatilla* - ein ängstliches Mittel. Dieser Patient war ein Beispiel dafür, daß nicht allein die Haltung, Geste, Figur usw. auf ein Mittel wie *Pulsatilla* hinweisen muß.

Der unterwürfige Patient

☞ Ein unterwürfiger Patient steht Ihnen mit gefalteten, nach unten gerichteten Händen gegenüber. Er verharrt in dieser Haltung wie zum Gebet, bittend, Sie mögen doch ein »Wunder« bewirkt. Bei einem Patienten, der keine vollständige Genesung erwarten kann, ist es wichtig, Mut und Hoffnung zu geben. Wenden Sie sich diesem Patienten während des Gespräches zu, aber bleiben Sie in aufrechter Haltung. Begleiten Sie Ihre Rede mit ruhigen Gesten. Geben Sie Ihrer Stimme einen tiefen Klang und einen sicheren Ton. Dies erreichen Sie, indem Sie kurze Sätze formulieren.

Sitzhaltungen, Gebärden und Gesten während und nach der Anamnese

Im Anschluß an die körperliche Untersuchung nimmt Ihr Patient zum abschließenden gemeinsamen Gespräch über das weitere therapeutische Vorgehen wieder Platz. Beobachten Sie seine Gesten, denn sie werden einiges über seine Compliance verraten.

Der ängstliche Patient

☞ Ängstliche Patienten sitzen unter Umständen in ihren Stühlen wie in einem Startloch. Der Körper ist nach vorn geneigt und die Hände stützen sich auf die Knie oder umklammern die Sitzfläche unterhalb des Gesäßes. Die Füße befinden sich bereits in Schrittposition, so daß der Patient beim Aufstehen sofort »flüchten« kann. Zumeist besuchte er Sie nicht aus eigenem Antrieb. Nun möchte er nicht mit dem Ergebnis der Untersuchung konfrontiert werden. Er fürchtet sich vor Konsequenzen.

Verhalten Sie sich distanziert und schildern Sie die Ergebnisse knapp und schnörkellos. Damit stellen Sie dem Patienten die baldige Beendigung der Konsultation in Aussicht. In manchen Fällen ist es hilfreicher, das Gespräch spontan abzubrechen und dem Patienten einen neuen Termin zur Besprechung anzubieten. Wägen Sie diese Entscheidung jedoch genau ab.

☞ Schüchterne Patienten nützen oft die Gelegenheit, Unterarme und Hände auf Ihrem Schreibtisch abzustützen: Die Unterarme und die gefalteten Hände des Patienten liegen entweder flach auf der Unterlage, oder sie bilden ein in die Höhe weisendes Dreieck, das nur von den Ellenbogen auf dem Schreibtisch gestützt wird (Gebetshaltung).

Beide Gesten signalisieren Hilflosigkeit. Ihr Patient fühlt sich unwohl. Lassen Sie sich durch sein Lächeln oder durch muntere Bemerkungen nicht täuschen. Der Patient leidet unter mangelndem Selbstvertrauen. Je höher seine gefalteten Hände aufragen, desto weniger hält der Patient von sich selbst. Liegen die gefalteten Hände ruhig auf dem Tisch, genügt es, sich dem Patienten verständnisvoll zuzuwenden. Machen Sie ihm Mut. Sprechen Sie dabei ruhig, aber bestimmt mit ihm. Dieses Vorgehen empfiehlt sich jedoch nicht, wenn die Hände des Patienten betont nach oben weisen. Dieser Patient will Ihre therapeutischen Ratschläge nicht annehmen. Wenden Sie einen Trick an, indem Sie seine Haltung selbst einnehmen. Geben Sie Ihrem Verhalten gleichzeitig einen verbindlichen Charakter. Weisen Sie Ihren Patienten auf die Notwendigkeit hin, daß er an seiner Persönlichkeit arbeitet. Erst wenn er eine positive Einstellung zu sich selbst gefunden hat, wird es ihm möglich sein, sich wieder zu »entfalten«.

Bei Gesprächen, die im Sitzen verlaufen, tendieren Menschen dazu, Hände und Finger ins Spiel zu bringen. Das häufigste Ziel dieser nonverbalen Gesten ist das Gesicht. Das Repertoire solcher Gesten ist bei ängstlichen Patienten besonders vielseitig.

Der ängstliche Patient

☞ Der ängstliche Patient berührt zum Beispiel mit seinem ausgestreckten Zeigefinger die Wangenpartie, während sich sein Kinn auf den abgespreizten Daumen stützt. Der aufgestützte Ellenbogen trägt das Gewicht des gesamten Kopfes. Dieser Patient heuchelt nur Aufmerksamkeit. Um den Patienten wieder zurück »zur Sache« zu bringen, empfiehlt es sich, seine Haltung gezielt nachzuahmen und ihn nach seiner Meinung zu fragen. Überzeugen Sie ihn, daß die Therapie Ihrer Wahl positive Auswirkungen auf sein tägliches Leben und auf die Zukunft mit sich bringt.

☞ Eine weitere beliebte Geste ist das Reiben des Ohrläppchens. Ihr Patient empfindet das Gespräch als unangenehmen Vortrag. Höflichkeit oder Schüchternheit hindern ihn, Sie zu unterbrechen. Mit seinen Gedanken ist er woanders. Binden Sie Ihren Patienten wieder in das Gespräch ein, indem Sie ihn nach seiner Meinung fragen. Nehmen Sie dabei eine lockere, entspannte Körperhaltung ein.

☞ Eine Variante der vorgenannten Geste ist das Kratzen der Hautpartie unterhalb des Ohrläppchens. Diesen Patienten »juckt« etwas: Er ist vermutlich nicht mit allen Ihren therapeutischen Ratschlägen einverstanden, obwohl er dies signalisiert. Vielleicht mißtraut er Ihnen? Sprechen Sie ihn darauf an. Ein Taktieren mit Argumenten nützt bei diesem Patienten nichts. Bemühen Sie sich um eine lockere Körperhaltung und beugen Sie sich leicht zu ihm vor. Formulieren Sie mit einer warmen, aber festen Stimme das Wesentliche.

☞ Ein sicheres Zeichen für die beunruhigte Stimmung eines ängstlichen Patienten spiegelt sich darin wider, daß er sein Kinn in die flache Hand stützt. Seine Finger steckt er wie zum Nägelkauen in den Mund.
Dieser Patient möchte beruhigt werden. Dazu sind aufmunternde Worte geeignet, die in einem warmen, beruhigenden Ton gesprochen werden. Die Stimme sollte Sicherheit vermitteln. Versuchen Sie, ihm eine positive Perspektive zu geben. Sprechen Sie unangenehme Begleiterscheinungen (z. B. Nebenwirkungen) der Therapie nicht gleich während des ersten Gespräches an.

Der selbstbewußte Patient

☞ Ein Patient, der Ihnen mit überkreuzten Beinen und hinter dem Kopf gefalteten Händen gegenübersitzt, wobei der Knöchel des einen Beines auf dem Knie des anderen ruht, verspricht wenig Kooperationsbereitschaft. Der beste Weg, um einen solchen Patienten zu »knacken«, besteht darin, ihn zunächst seine Meinung äußern zu lassen. Gehen Sie anschließend zu einem Dialog über, in welchem Sie seine Meinung aufgreifen und vorsichtig korrigierend in Ihre Diagnose und Therapie einfließen lassen. Untergraben Sie dabei nicht sein Selbstbewußtsein. Imitieren Sie seine Körperhaltung in abgeschwächter Form, indem Sie sich zurücklehnen und entspannt, aber sachlich Ihre Anordnungen treffen. Übertreiben Sie dabei nicht. Erkennt der Patient Ihren kleinen Trick, nimmt er Ihnen dies übel.

☞ Sie werden Patienten in Ihrer Praxis erleben, die Ihnen in James Dean-Manier mit verschränkten Armen gegenübersitzen. Die Hände sind in der Achselhöhle versteckt, die Daumen jedoch zeigen deutlich sichtbar nach oben. Die Patienten sitzen betont lässig mit ausgestreckten Beinen und zurückgelehntem Oberkörper. Die Daumen dieser »kleinen Rebellen« verraten, daß es sich keineswegs um ängstliche Patienten handelt. Sie sind selbstbewußt und vermitteln Ihnen das Gefühl der Ablehnung.
Zeigen Sie keine Zeichen von Aggression. Ziehen Sie sich auf Ihre fachliche Kompetenz zurück. Lassen Sie Ihren Patienten sprechen und beobachten Sie ihn. Neigen Sie Ihren Körper dabei leicht zurück. Bei manchen Patienten stellt sich heraus, daß sie keinesfalls ganz so selbstbewußt sind, wie es den Anschein hat. Es ist möglich, daß Ihnen der Patient ein großes Problem vorenthält. Halten Sie das Gespräch auf einer betont sachlichen Ebene. Beantworten Sie fachliche Fragen ohne große Umschweife, halten Sie sich jedoch mit Fragen zur persönlichen Befindlichkeit Ihres Patienten zurück, bis Sie das Gefühl haben, daß er »aufgetaut« ist.

Der renitente Patient

☞ Ein beliebtes Mittel, um dem Homöopathen sein Desinteresse zu zeigen, ist das demonstrative Vermeiden eines Blickkontaktes (vgl. u.a. oben genannte Arzneimittel). Entweder wandert der Blick des Patienten nach oben, oder er startet ein Ablenkungsmanöver, indem er geduldig nichtvorhandene Fusseln von seiner Kleidung pickt *(Arsen)*.
Dieser Patient teilt Ihre Meinung nicht, ist aber keineswegs geneigt, sich mit Ihnen auseinanderzusetzen. Er zeigt Ihnen statt dessen deutlich, daß Sie ihn »nerven« (z. B. *Stramonium)*. Hier kommt schnell gereizte Stimmung auf. Gönnen Sie ihm und sich selbst eine kurze Pause, in der Sie sich entspannen. Dies wird schnell in Ihrer eigenen Körperhaltung zum Ausdruck kommen. Senken Sie Ihre Stimme und geben Sie ihr einen vertrauensvollen Klang. Dies nimmt der gereizten Stimmung die Spitze.

☞ Eine unhöflichere Form, Widerspruch zu zeigen, nutzt der Patient, der Ihnen mit verschränkten Armen und zur Faust geballten Händen gegenübersitzt. Sein Gesichtsausdruck sagt alles: Fest geschlossene Lippen und zusammengebissene Zähne signalisieren Feindseligkeit.
Lassen Sie sich weder verunsichern noch provozieren! Nehmen Sie eine »neutrale« Körperhaltung ein. Versuchen Sie sich zu entspannen (Bauchatmung!). Damit erreichen Sie, daß Ihre Stimme einen sicheren und ruhigen Ton erhält. Gleichzeitig klingt sie tiefer. So vermitteln Sie Vertrauen, ohne aufdringlich zu wirken. Sprechen Sie in kurzen, klaren Sätzen. Wägen Sie genau ab, welche therapeutischen Maßnahmen für den Patienten akzeptabel sind und erklären diese ganz sachlich, aber bestimmt.

☞ Manche Patienten verdecken unbewußt teilweise den Mund mit ihrer Hand.
Sie zweifeln Ihre Meinung an. Gehen Sie sofort auf diese Zweifel ein. Fragen Sie, ob ihr Patient etwas richtig stellen oder hinzufügen möchte, ohne daß Sie dabei unsicher oder arrogant wirken. Beugen Sie sich ihm leicht entgegen. Lassen Sie Ihre Stimme interessiert klingen und sprechen Sie in kurzen Sätzen. Auch Ihre Augen sollten deutlich Interesse und Teilnahme ausdrücken (Augenbrauen nach oben!). Verdeckt die Hand des Patienten den gesamten Mund, ist er sehr schwer zu überzeugen.

Der unterwürfige Patient

☞ Ich habe bereits den Patiententypus besprochen, dessen übertriebene Bescheidenheit nicht seine wahren Gedanken widerspiegelt. Im Sitzen bevorzugt er, seine Ellenbogen auf Ihren Schreibtisch zu stützen. Seine Hände bilden ein nach oben gerichtetes Dreieck: Sie sind nicht gefaltet (s. o.), nur die Fingerspitzen sind aneinandergelegt.
Einem Patienten in dieser Körperhaltung mangelt es keineswegs an Selbstbewußtsein. Allerdings liegt es ihm nicht, dies nach außen zu demonstrieren. Sprechen Sie offen mit ihm über seine gesundheitlichen Probleme. Er bleibt auch bei schlechten Nachrichten gefaßt. Verhalten Sie sich ihm gegenüber eher zurückhaltend und mit Respekt. Dies signalisieren Sie, indem Sie sich aufrecht parallel zur Tischkante setzen. Nur Ihre Schultern neigen sich ihm leicht entgegen. So fühlt sich Ihr Patient als gleichberechtigter Gesprächspartner anerkannt.

z. B. Ein Patient mit Verdacht auf Karzinom zeigte deutliche Bescheidenheit, fast Demut in seinem Wesen. Er stützte den Ellenbogen auf den Schreibtisch und bildete eine Pyramide mit seinen Händen und seinen Fingerspitzen. Die vorliegenden Röntgenaufnahmen gaben keine klare Auskunft. Ich sprach mit dem Patienten ganz offen darüber, daß der Verdacht sehr groß, und noch eine weitere Untersuchung notwendig sei. Er verhielt sich völlig gefaßt. Ich beschränkte mich in meiner Aussage nur auf diese Untersuchung. Außerdem verordnete ich *Calcium carbonicum* D 12, 1 x täglich, damit keine große Angst aufgebaut wird und dieser Patient keinen seelischen Zusammenbruch erleidet. Er gehörte diesem Konstitutionstypen deutlich an, und ich hatte früher schon bei ähnlichen Situationen mit diesem Arzneimittel sehr guten Erfolg.

Das Alter des Patienten

Haar • Gesichtsausdruck • Bewegungen • Sitzen

Jeder Mensch, ob krank oder gesund, ist eine eigene Persönlichkeit, ein individuelles Lebewesen, welches eine eigene charakteristische Reaktionsweise zeigt. Dies gilt nicht nur für den psychischen, sondern auch für den physischen Bereich. Der Begriff »Alter« zum Beispiel ist insofern als sehr relativ zu verstehen: Betrachten wir die Haare eines Menschen, so ist es durchaus möglich, daß bereits ein verhältnismäßig junger Mensch schon recht ergraut sein kann. Sie sind also ein individuelles Kriterium, um erste objektive Symptome aufzunehmen. Betrachten wir also einen jungen Menschen mit grauem **Haar**, stellen wir das Symptom »Haare, vorzeitig ergraut« fest. Bei *Kent* finden wir unter dem Stichwort »Kopf« auch Verweise auf die Haare. Dort steht:

grau, wird: *Ars.,* Graph., Hipp., *Kali-j.,* Kali-n., **Lyc.,** Op., *Ph-ac.,* Sec., *Sil.,* Sulf-ac. (KK, Bd.I, S. 186; EK, S. 119)

Stellen wir jedoch partielle Haarausfälle fest, teils im Bereich des Hinterkopfes oder an den Schläfen, teils am Scheitel oder auf der Stirn, aber auch fleckenweise als Folge von Kummer, dann schlagen wir nach unter

fällt aus: (...) (KK I, 185; EK 118, 119)

Hier werden 140 Arzneimittel empfohlen.

Stellen wir bei unserem Patienten fettiges Haar fest:

fettig: (...) (KK I, 186; EK 119)

Ebenso verfahren wir bei glanzlosem Haar, das stellenweise kahle Stellen aufweist, besonders bei jungen Menschen, aber auch wenn die Haare sehr trocken oder verklebt sind oder sich sträuben. Bei der näheren

Untersuchung stellen wir vielleicht fest, daß die Haare bei Berührung Schmerzen verursachen. Auch dies läßt sich bei *Kent* repertorisieren (KK I, 186; EK 119).
Neigt der Patient neben seinen fettenden Haaren zu einer fettigen Gesichtshaut, suchen wir das Arzneimittel unter (KK II, 91; EK 373). In diesen Bereich fällt auch das Ausfallen von Gesichts- und Barthaaren nach Kummer (beides KK II, 91; EK 371).
Ist das Gesicht allgemein sehr **runzelig und faltig**, sieht man nach unter (KK I, 437; EK 370). Zusätzlich gibt (KK II, 75; EK 370) noch weitere Hinweise.
Dort werden wir auch über Arzneimittel informiert, die bei einem abgehärmten, abgemagerten oder bestürzten **Gesichtsausdruck** in Frage kommen.
Vermittelt der Patient insgesamt den Eindruck, daß er vorzeitig gealtert ist, findet man entsprechende Hinweise unter (KK II, 76; EK 1339).

Bewegungen: Junge und alte Menschen unterscheiden sich häufig in ihrer Art zu gehen: Erstere bewegen sich überlegen und zielgerichtet, möchten ihre Krankengeschichte erzählen, damit ihnen möglichst schnell geholfen wird, letztere schreiten vielleicht eher etwas gebeugt einher. Wir schlagen nach unter (KK I, 414 und II, 421; EK 987), bei Wirbelsäulenschwäche aber auch unter (KK II, 310; EK 945).
Zeigt ein Patient bewußt langsame Bewegungen, dann kann man unter (KK I, 68; EK 48) nachschlagen.
Ist der Gang schwankend, vielleicht sogar taumelnd, lesen wir unter
Schwindel (...) (KK I, 158; EK 103)
schwankend und taumelnd
(KK I, 169; EK 108).
Sind durch Extremitätenlähmungen oder ähnliche Zustände die Beine gestört durch
Unsicherheit (KK II, 505; EK 1203f).
Hier finden wir auch ein Nachschleppen der Beine, Ungeschicklichkeit beim Gehen, Verfehlen der Stufen beim Treppensteigen, Unsicherheit in den Gelenken, teilweise auch Zittern. Ebenso ist diesem Bereich der schlurfende und hinkende Gang zuzuordnen. Schließlich zählt hierzu noch der steife Gang (KK II, 499; EK 982) und die Inkoordinationen, z. B. Cresus gallinatus, der »Gang wie ein Hahn« (KK 499; EK 982) oder Cresus vaccinus, der »Gang wie eine Kuh« (KK II, 499; EK 982).
Zuletzt werden hier auch das Kreuzen der Beine beim Gehen, was zum Stolpern führt, und die lähmungsartige Schwäche erwähnt. Auch der ungeschickte Gang ist hier dargestellt.
Beobachten wir unseren Patienten dann weiter, sehen wir, daß er sich zum Beispiel sehr mühsam hinsetzt (KK II, 513; EK 1168), und auch beim Aufstehen deutliche Schwächen zeigt (KK II, 513; EK 1167).
Beim **Sitzen** zeigen sich ebenfalls Besonderheiten. Schüchtern sind Patienten, die nur vorne auf der Stuhlkante sitzen (KK I, 2 [»Angst«] oder KK I, 40 [»Furcht«]; EK 1 und 28f). Ist der Patient allgemein sehr zaghaft, ziehen wir (KK I, 49; EK 28f) heran.
Verschiedene andere Symptome, die uns bei älteren Menschen auffallen, z. B. eine geistige Retardierung, Unkonzentriertheit, Vergeßlichkeit oder andere Symptome, aber auch eine Prothese, werden im Rahmen der einzelnen Organbetrachtungen mit einbezogen *(vgl. Kap. 6)*.

Habitus

Symptome beim Eintritt ins Sprechzimmer

Eintritt und Auftritt • Kinder • Erwachsene • »Verpackung« • Haltungssymptome • Habitus

Der Eintritt unseres Patienten gleicht einem »Auftritt«, und ist dahingehend zu interpretieren.

Bei **Kindern** lassen sich Arzneimitteltypen häufig sehr schnell bei ihrem ersten Auftritt in unserem Sprechzimmer ermitteln.

Betrachten wir den Habitus eines kleinen Kindes, das eben frisch von einem Elternteil angekleidet wurde und kurze Zeit später unsere Praxis schmutzig und unordentlich betritt. Es macht den Eindruck, als hätte es sich gerade noch im Schmutz gewälzt. Seine Lippen und manchmal auch die Nasenlöcher sind eigenartig rot. Später, während der körperlichen Untersuchung, können wir häufig auch eine Rötung am After feststellen. Dies alles sind Symptome eines **Sulfur-Kindes**. Die Augen sind ein bißchen müde und das Kind ist im Grunde etwas faul und langsam. (Eine Ausnahme bildet der Sport, denn manchmal entwickeln sie viel Ehrgeiz.) Meist sind sie dünn und mager, obwohl sie hungrig sind. Wie wir noch sehen werden, spielt gerade bei Kindern das Eßverhalten eine außerordentlich wichtige Rolle.

Ein völlig anderes Verhalten zeigt das **Silicea-Kind.** Es betritt das Sprechzimmer sehr schüchtern, muß vielleicht sogar von den Eltern in den Raum hereingezogen werden. Das **Hepar sulfuris calcarea-Kind** wird sogar hereingezerrt! Das *Silicea*-Kind zeigt sich zunächst lustlos, desinteressiert, ist aber nie ängstlich. Ist es einmal in Form, kann es freundlich, ja geradezu aufmunternd sein und betätigt sich dann gerne, insbesondere auch damit, Ordnung zu schaffen: Es räumt den Schreibtisch auf, zieht die Tücher gerade und bringt so eine »Ordnung« in die Praxis, die einen als letzte Konsequenz so manche Dinge nicht mehr so schnell finden läßt.

Kommt ein Kind in unsere Praxis, muß man auch darauf achten, ob es schwitzt. Wir beobachten, ob strahlende, intelligente, eifrige Kinder Schweißtropfen an der Oberlippe oder auf der Stirn zeigen, denn Kinder schwitzen nie ohne Grund. Diese Kinder könnten zum Beispiel *Calcium carbonicum-, Thuja-, Phosphor*-Typen sein.

Andere Kinder lassen nichts aus den Augen, auch nicht den Arzt. Sie wirken ein bißchen ängstlich. Später, im Gespräch, stellt sich heraus, daß sie Angst vor Gewittern, vor Hunden oder ähnlichem haben und außerordentlich ungern schlafen gehen – auch wenn sie sehr müde sind. Diese Kinder sind dem *Phosphor- oder Tuberculinum*-Typus zuzuordnen.

So können wir bei vielen Kinder bereits während der Beobachtung ihres Habitus einiges für unsere Schlußbilanz herausarbeiten (vgl. auch Kap. 6).

Ähnliches gilt natürlich auch für die **Erwachsenen**. Ich möchte hierfür ein Beispiel schildern, das mich als jungen, in der Ausbildung stehenden Homöopathen von der Relevanz der Beobachtung des Habitus eines Patienten überzeugt hat.

z. B. Während einer Besprechung machte mich der Chefarzt auf einen Patienten aufmerksam, der das Wartezimmer betrat. Dieser trug äußerst korrekt einen Pelzmantel, Handschuhe und Gamaschen, weil er vermutlich an den Füßen fror. Er hatte seinen Hut in der Hand, obwohl er nicht mehr viele Haare hatte. Der Chefarzt war der festen Überzeugung, daß er den Hut nie auf dem Kopf trug, sondern nur in der Hand. Sorgfältig legte der Patient dann Schal und Mantel ab. Die darunterliegende Kleidung war ebenfalls sehr gewissenhaft geordnet: tadellos gebügeltes Hemd, akkurat gebundene Krawatte und darüber einen Pullover mit großem Ausschnitt. Der Patient strich sich über die Schultern, auf denen allerdings, wie ich später feststellen konnte, kein Staub zu erkennen war, und inspizierte noch einmal seine Hosenknöpfe. Danach betrat er gemessenen Schrittes das Sprechzimmer.

Währenddessen hatte mir der Chefarzt schon längst die zuletzt zutreffende Vermutung zugeflüstert, daß es sich hier um einen **Arsenicum-Typus** handeln würde. Diese exakte Ordnung, die penible Sorgfalt und Sauberkeit, die etwas hoheitsvolle und elitäre Ausstrahlung signalisierten dieses Arzneimittelbild unmißverständlich. Zu diesem Habitus zählen außerdem Unruhe - der Patient hatte ein Zucken im Gesicht und auch die Finger waren unstet - und Ängstlichkeit. All dies traf in diesem Fall zu. Daraus läßt sich schließen, daß der Habitus und die **»Verpackung«** einer Persönlichkeit, oft auch schon Kriterien für die Arzneimittelwahl zur Verfügung stellt.

Auch **Haltungssymptome** zählen zu dieser Kategorie. Ein *Arsenicum*-Typus beispielsweise lümmelt sich nicht sogleich im Sessel, sondern er stellt seine Beine sorgfältig, ordentlich nebeneinander auf den Boden. Solche Symptome sind bei *Kent* in (KK II, 420; nicht in EK) aufgeführt.

Haltungssymptome beziehen sich jedoch auf den ganzen Körper. Ausgestreckte Hände, Finger, Beine sind ebenso zu registrieren wie eine geballte Faust, die vielleicht zusätzlich krampfhaft gebeugt wird. Auch bis zum Bauch heraufgezogene Beine oder Unterschenkel, die die Oberschenkel kreuzen, verraten uns einiges über unseren Patienten. Dasselbe Kapitel informiert uns über geschlossene und gespreizte Finger, über zusammengestellte oder zusammengepreßte Beine (KK II, 422; EK 974). Diese Symptome weisen alle auf die beiden Arzneimittel **Arsenicum** oder **Lycopodium** hin.

Besteht zudem eine Ataxie oder Inkoordinationen in der Bewegung, schlagen wir unter (KK II, 499; EK 991) nach.

Betrachten wir die Lendenwirbelsäule, beobachten wir vielleicht ein Hohlkreuz nicht nur beim Gehen, sondern auch beim Niedersetzen (KK II, 350; EK 1053–1055).

Bei hochgezogenen Schultern finden wir Hinweise unter (KK II, 422; nicht in EK), bei Rückgratverkrümmung, auch bei Buckeln, sehen wir nach unter (KK II, 315; nicht in EK). Ist die Haltung insgesamt gebeugt, empfiehlt uns *Kent* ebenfalls ein Arzneimittel (KK I, 414; nicht in EK).

Die allgemeine schlaffe Haltung ist ebenfalls berücksichtigt. Hält der Patient den Kopf nicht hoch, verweist (KK I, 194; EK 125) auf das Arzneimittel. Derselbe Abschnitt informiert über Patienten, die den Kopf nicht mehr stabil halten können, oder denen es unmöglich ist, den Kopf ruhig zu halten.

Der erste Blick des Arztes gestattet auch ein Urteil über den Allgemeinzustand des **Habitus**. Ist der Patient mager, interessieren uns (KK I, 407, 414 oder 426; EK 1350 u. 1367). Stellen wir eine Abmagerung trotz Heißhunger und Appetit fest, lesen wir nach unter (KK I, 421; EK 489). Allgemeine Fettleibigkeit handelt *Kent* unter (KK I, 414; EK 1350) ab, ebenso Patienten mit dickem Leib und dünnen Beinen (KK I, 414; EK 1350)

Die Körpergröße wird besprochen, wenn es sich um ausgesprochen kleine Menschen handelt (Zwergwuchs) (KK I, 458; EK 1419).

Zu Patienten mit ausgesprochen großen Köpfen finden wir Hinweise in (KK I, 185, EK 118).

Symptome beim Händedruck

Hände • Schweiß • Tumoren und Knoten • Intensität des Händedrucks

Ein erster Händedruck kann oft, wie schon beschrieben, Türen öffnen und uns den Menschen erkennen lassen, der vor uns steht. Aber es ist auch wichtig, die im einzelnen feststellbaren objektiven Symptome genau zu beobachten.

Sind die Hände des Patienten **kalt**, finden sich Informationen unter dem Stichwort »Extremitäten« in (KK II, 469; EK 1003). Sind sie warm, sieht man unter (KK II, 451; EK 986f) nach.

Kent differenziert dort weiter in **warme oder heiße Hände** bei Erregung oder beim Ein-

schlafen, heiße Hände bei Angst oder bei Hitzewellen, aber auch warme und heiße Hände bei Kälte. Hierher gehören auch die Blässe der einen Hand und die Hitze in der anderen (KK II, 452; EK 987) ebenso wie Hinweise, daß die Hände nach dem Essen eine fast brennende Hitze haben oder aber auch vor dem Schüttelfrost bei Fieber. Wenn die Hände warm sind, sind die entsprechenden Tageszeiten angegeben (KK II, 952; EK 987).
Unter dem Stichwort »**Schweiß**« finden wir in einer sehr großen Rubrik unabhängig davon nähere Beschreibungen: Die Hand schwitzt tagsüber, zwischen beiden Händen abwechselnd, oder aber im Freien oder bei Husten, mit Jucken verbunden. Hinzu kommt das Schwitzen der Hände bei heißen, aber auch bei kalten Händen.
Vermerkt ist dort auch, ob die Hände kalt sind und der Schweiß klebrig (KK II, 524; EK 1291), ob ein Geruch nach Urin vorhanden ist (KK II, 56; EK 1290). Außerdem werden schwitzende Hände nach Verletzungen der Wirbelsäule aufgeführt.
Unabhängig davon, ob die Hände kalt oder warm sind, finden wir in (KK II, 426; EK 985) das Symptom »**Hornhaut an den Händen**«, aber auch den Begriff »**hart an den Händen**«.
Sind die Hände aufgesprungen, wie wir es häufig bei Patienten finden, die in der Kälte mit Wasser umgehen müssen, wählen wir (KK II, 423; EK 955).
Schließlich finden wir bei *Kent* ein großes Kapitel über die **rauhen Hände**, ob sie nur stellenweise rauh sind oder gar rissig oder einen abgestorbenen Eindruck machen (KK II, 427f; EK 954 u. 1031) nach allen Modalitäten deutlich differenziert, z. B. ob es brennt, juckt, ob die Risse tief sind oder bluten, ob im Winter.
Warzen an den Händen werden bei *Kent* unter dem Stichwort »**Tumoren**« aufgeführt (KK II, 429; EK 1211) und dort unterschieden in große, kleine, hornige, juckende, an den Fingern, Fingerspitzen und nahe der Nägel befindliche.
Spüren wir beim Händedruck neben einer harten Haut auch deutlich **Knoten**, die vom Knochen herrühren, oder auch Gichtknoten, schlagen wir nach unter »Gichtknoten an den Händen, Fingergelenken usw.« (KK II, 478; EK 1008 u. 1038).
Finden wir differenziert Knoten am Handgelenk, an der Streckseite, an den Händen und Fingergelenken, oder ist eine Hand, wenn man sie anfaßt, **deutlich gelähmt** bzw. kann man dabei sogar genau feststellen, welchen Finger diese Lähmung betrifft, dann sehen wir unter (KK II, 503; EK 1025) nach.
Die **Intensität eines Händedrucks** gibt uns ebenfalls Hinweise. Ist der Händedruck zaghaft, subsumieren wir dieses Symptom unter den Stichwörtern »Zaghaftigkeit«, »Schüchternheit«, vielleicht auch »Verlegenheit« oder »mangelndes Selbstvertrauen« (KK I, 94 u. 149; EK 64 u. 98).
Kommt es aber zu einem kräftigen, fast verletzenden Händedruck, finden wir einen Hinweis unter dem Stichwort »starke Selbstüberheblichkeit« (KK I, 94; EK 18).
Ist der Händedruck so, daß man eine gewisse Boshaftigkeit oder Grausamkeit vermuten kann, weist (KK I, 59; EK 43) auf das Notwendige hin.

Temperament

Geschwindigkeit • Unzufriedenheit • Unverschämtheit

Schon der erste Auftritt unseres Patienten läßt Rückschlüsse auf Temperament-Symptome zu.
Zunächst beobachten wir seine allgemeine **Geschwindigkeit.** Spiegelt sich eine Gemütslangsamkeit wider, schlagen wir nach unter (KK I, 68; EK 48). Spricht er hastig oder langsam, finden wir Informationen in (KK I, 97; EK 66).

Den Begriff »Temperament« führt *Kent* nicht auf, der Eindruck von **Apathie, Indifferenz** und **Teilnahmslosigkeit** führt uns aber zu (KK I, 102; EK 70).
Erkennen wir eine geistige Schwerfälligkeit, Stumpfsinn und Trägheit, lesen wir unter (KK I, 105; EK 71), bei Ungeduld (KK I, 109; EK 74) und bei Unentschlossenheit (KK I, 109; EK 73). Auch hier unterscheidet *Kent* deutlich nach Stimmungen, Launenhaftigkeit, Modalitäten und Tageszeiten.

Unzufriedene Menschen sind sehr deutlich zu differenzieren (KK I, 111; EK 75). Die ungestümen, ja ungeduldig unbesonnenen Patienten finden wir in (KK I, 110; EK 74). Das Stichwort »ungezogen« finden wir in (KK I, 110; EK 74), Frechheit und Impertinenz in (KK I, 37; nicht in EK).
Scheuen sich die Patienten nicht, sich roh und grob zu verhalten, sollte man unter (KK I, 59; EK 43) nachschlagen. Für unverschämte Patienten lassen sich unter (KK I, 111; EK 74) zahlreiche Mittel finden.
Um das richtige Mittel zu wählen, sollte man diese Arzneimittel recht genau kennen. Am Beispiel der **Unverschämtheit** läßt sich dies gut zeigen:

z. B. Der homöopathische Arzt sollte genau beobachten, ob das unverschämte Verhalten ein Resultat einer allgemeinen Ungezogenheit ist, oder ob es sich um die typische Unverschämtheit von *Lycopodium* handelt, d.h. um jenen Patienten, der aufgrund seiner Intellektualität auch einmal zu Ironie und Sarkasmus neigt.
Es kann jedoch auch der arrogante und überhebliche **Platin**-Patient sein. Dieser läßt sich bei genauer Arzneimittelkenntnis leicht von *Nux vomica, Hyoscyamus* und *Acidum nitricum*, dem »Widerling«, differenzieren (vgl. Kap. Persönlichkeitsportraits).

Gesicht

Gesichtsausdruck • Turgor • Schweiß • Durchblutung • Farbe

Bei der ersten Betrachtung des Gesichts können wir viele hilfreiche Eindrücke gewinnen. Ist der **Gesichtsausdruck** beispielsweise argwöhnisch, schlagen wir nach unter (KK I, 12; EK 9). Sieht das Gesicht älter aus, als es dem Geburtsdatum entspricht, gibt *Kent* in (KK I, 408; EK 370) Informationen. Das faltige Gesicht finden wir unter (KK II, 76; EK 371), das allgemein runzelig-faltige Gesicht unter (KK I, 437; EK 379).
Bei einem müden, älteren, abgemagerten usw. Gesicht schlagen wir nach unter (KK II, 75; EK 371). Dort sind verschiedene weitere Charakteristika ausgeführt, so u.a. das abgehärmte, ängstliche, berauscht aussehende, besorgte, bestürzte Gesicht ebenso wie der dämliche oder dumme Gesichtsausdruck. Weiterhin sind die eingefallenen Wangen aufgeführt, welche wiederum nach Modalitäten differenziert sind.
Einen erschreckten oder erstaunten Gesichtsausdruck finden wir unter (KK II, 76; EK 371). Auf derselben Seite sind auch verschiedene Arten von »zusammengeschrumpften« Gesichtern vermerkt: geschrumpfte Lippen mit vielen Falten oder geschrumpfte Gesichter mit ganz vielen kleinen Fältchen. Die Falten werden weiterhin unterschieden nach der Gesichtspartie, in der sie auftreten (Stirn, Augenbrauen usw.).
Das hagere sowie das hippokratische Gesicht finden wir unter (KK II, 76; EK 371 u. 374).
(KK II, 77; EK 371) informiert uns über den idiotischen, kalten, zurückhaltenden, kindischen, kränklichen, müden, in die Länge gezogenen und leeren Gesichtsausdruck, außerdem über tiefe Nasolabialfalten, einen ständig offenen Mund usw. Dort finden wir

auch den Risus sardonicus und das unfreundliche oder verwirrte Gesicht.
Für den wilden oder rasenden Gesichtsausdruck schlagen wir unter (KK II, 78; EK 280) nach.
Der verzerrte Gesichtsausdruck wird in (KK II, 78; EK 371) vorgestellt. Hier wird differenziert in »verzerrtes Gesicht« beim Schlucken, beim Sprechen, bei Zahnschmerzen einseitig verzerrt, usw.
Gesichtslähmungen, gleich welcher Folge, sind unter (KK II, 110; EK 379) nachzulesen. Dort finden wir auch die Konvulsionen (einseitig oder beidseitig, vom Gesicht ausgehend).
Bei Zuckungen im Gesicht suchen wir unter (KK II, 118; EK 404). Auch hier wird weiter unterschieden in Zuckungen beim Hinlegen, Husten, Reden, auch im Schlaf, während der Schwangerschaft, an den Lippen, im Mund- oder Unterkieferbereich, links oder rechts usw.
Nicht selten erleben wir Patienten, die gerne an der Lippe herumzupfen. Dies geschieht zum Teil mit den Zähnen oder auch mit den Fingern. Dann schlagen wir nach unter (KK II, 118; EK 404).
Unter dem Begriff »Patient schneidet wider Willen Grimassen« finden wir entsprechende Hinweise auf Arzneimittel unter (KK I, 59; EK 43).
Weitere objekte Symptome sind bei der Betrachtung des **Turgor** der Haut, teils im Gesicht, teils schon vor der Untersuchung auch an Armen und Beinen deutlich zu sehen und später dann zu tasten. Beim ersten Anblick des Patienten sollten wir auf die bereits erwähnten Gesichtsfalten achten. Außerdem ist in dieser Hinsicht *Kent*s Kapitel über die Haut für uns relevant.
(KK II, 166; EK 1328) gibt Hinweise zur runzeligen oder rauhen Haut, zu Schwellungen oder Schrunden. Narben finden wir unter (KK II, 165; EK 1327).
Die Kälte der Haut wird unter (KK II, 164; EK 1326) erwähnt, die heiße Haut unter (KK II, 163; EK 1322). Dort finden sich auch Informationen bei Reaktionen auf Schmerz, Wasserempfindlichkeit usw.
Die Gänsehaut und ihre Voraussetzungen werden in (KK II, 155; EK 1315) aufgeführt: beim Essen, Gehen, im Haus, im warmen Zimmer, nach dem Stuhlgang, nach dem Trinken oder auch als Frösteln mit Sträuben der Haare.
Eine gespannte Haut, bei der der Patient ein feines Stechen empfindet, lesen wir nach unter (KK II, 150f; EK 1330).
Den häufig beklagten Juckreiz finden wir unter (KK II, 147 - 150; EK 1322 - 1325). Hier sind alle Modalitäten aufgeführt. Auch Symptome wie das Ameisenlaufen, die Anästhesie oder das Brennen finden wir hier (KK II, 144f; EK 1296).
Ekchymosen sind unter (KK II, 143; EK 1314) verzeichnet.

▶ Haben diese eine Periodizität von einem Jahr, sollte man an Schlangengifte denken!

(KK II, 112f; EK 394) gibt uns Aufschluß über alle Modalitäten, die beim Beurteilen von **Schweiß** im Gesicht relevant sind.
Zeigt das Gesicht eine normale **Farbe**, finden wir kaum ein Hinweis auf ein Arzneimittel. Ist die Farbe jedoch verändert, blaß, bläulich bis zu gelblich, bronzefarben oder stark zyanotisch, erdfarben, gelblich-blaß oder kupferfarben oder ist das Gesicht des Patienten rot und macht einen apoplektischen Eindruck, dann können wir unter (KK II, 82 bis 90; EK 396 bis 402) nachschlagen.
Eindrucksvolle Farbveränderungen sind häufig Folgen von Gemütsveränderungen (KK II, 83f; EK 1332).
Unter (KK II, 82 bis 90; EK 1330ff) finden sich auch Hinweise zu braunen oder weißen Flecken oder Sommersprossen mit allen Modalitäten. Hinzu kommen Aussagen über den Wechsel der Gesichtsfarbe, ob nach Nahrungsaufnahme oder Weingenuß usw., und über Cloasmen (KK II, 85 u. II, 153 / EK 1332).
Komedonen sind unter (KK II, 100; EK 367)

aufgeführt, Hinweise zur Akne finden wir unter (KK II, 95; EK 363 u. 1301).
Hautausschläge finden sich zum Beispiel am Haarrand (KK I, 186; EK 120) oder im Gesicht in Form von Miliaria (KK II, 100; EK 367).

Die sogenannten Ringe unter den Augen sind unter (KK II, 84; EK 398) nachzuschlagen.

Die subjektiven Symptome

Wegweiser • roter Faden zum Arzneimittel

Neben den objektiven Symptomen stellen besonders die subjektiven Symptome wichtige Wegweiser zum Arzneimittel dar. Unsere Aufgabe ist es, alle Symptome, die uns der Patient objektiv oder subjektiv anbietet, anzunehmen. Je länger man homöopathisch arbeitet, umso deutlicher wird man spüren, wie uns der Patient selbst den roten Faden zum Arzneimittel gibt.

Leitsymptome und Modalitäten

Modalitäten • causa • Schlüsselsymptome • Leitsymptome • as-if-Symptome • Instinkt-Symptome • Komittanten • periodische Zeitsymptome

Die individualisierende Untersuchung des Patienten steht auch bei der Beobachtung von Leitsymptomen und Modalitäten des Erkrankten im Vordergrund. Nach § 153 sind es insbesondere die »auffallenden, sonderlichen, ungewöhnlichen und eigenheitlichen (charakteristischen) Zeichen und Symptome«, die als Maßstab zur Findung des richtigen Arzneimittels dienen sollen. Es handelt sich also um Symptome, die uns oder dem Patienten individuell und »komisch« erscheinen (vgl. Kap. Strukturordnung und Wissenschaftlichkeit der Homöopathie).

▶ Ein solches Symptom kann zum Beispiel eine **Modalität** darstellen.

Diese in der homöopathischen Therapie gebräuchliche Symptomenbezeichnung gilt für alle Symptome, die aufgrund äußerer Einflüsse, durch Nahrung, Temperatur, Zeit u.a. sich ändernde, teils verschlechternde, teils bessernde Empfindungsänderungen und Reaktionen beim Patienten auslösen.
Da dersselbe **äußere Einfluß**, zum Beispiel eine Substanz, bei jedem Menschen eine andere Reaktion auslöst, sind gerade die Modalitäten ein überaus deutliches Zeichen für die Individualität der homöopathischen Therapie. Ein Beispiel soll dies zeigen:

z. B. Wir stellen uns vor, eine größere Gruppe Menschen unterschiedlichen Alters, Geschlechts, Bildung usw. soll Alkohol, hier eine Flasche Cognac pro Kopf, konsumieren. Diese sollte möglichst innerhalb einer halben Stunde geleert sein. Wir würden erleben, daß jeder einzelne dieser Gruppe eine völlig andere Reaktion auf die gleiche Dosis und Qualität des Alkohols zeigen wird. Während der eine lustig und fröhlich auf dem Tisch tanzt, übergibt sich der andere, ein dritter wird unflätig und stimmt Gesänge an, mancher wird vielleicht einschlafen oder auch einfach nach Hause fahren wollen.

Ebenso unterschiedlich reagieren Menschen zum Beispiel bei verstärkter Sonnen- oder Hitzeeinwirkung oder auch bei einem völlig anderen, aber sich ebenso individuell auswirkenden Einfluß, dem Gefühl der Liebe oder des Liebesverlustes. Auch bei diesen seelischen Zuständen reagieren alle Menschen verschieden; Sanguiniker anders als Phlegmatiker, hypomanische Menschen anders als verschlossene und stille. Tritt ein Liebesverlust nach langem innigen Verhältnis ein, kann eine erhebliche nach außen tretende Störung des seelischen Gemütsbefindens in Form von Melancholie oder Depression ebenso stattfinden wie eine Flucht zur Droge. Rückzug aus dem Leben, Eßstörungen, Schlafstörungen, im Extremfall der Freitod sind individuelle Reaktionen auf einen solchen Schicksalschlag.

▶ Die Modalität hat offensichtlich als die Voraussetzung bestimmter individueller Reaktionen des Menschen auf verschiedene Umwelteinflüsse eine sehr große Aussagekraft darüber, welches Arzneimittel ihm ähnlich ist. Sie stellt auch den Beiweis für die Therapie des Individuums in der Homöopathie dar.

Dies gilt auch für eine weitere Form der Modalitäten, den sogenannten **causae**. Gemeint sind Veranlassungen und deren Folgeerscheinungen und daraus resultierende Entzündungen an Blase, Muskulatur, Gelenken, Bronchien usw. Diese können aufgrund der Kenntnis der causa (z.B. Durchnässung und Unterkühlung) leichter therapiert werden, in diesem Falle mit *Dulcamara*. Zu dieser Form der Modalitäten zählt unter anderem auch der kalte Wind (unabhängig der Windrichtung), dem der Patient ständig ausgesetzt war. Hier wäre *Aconitum* angezeigt. Eine lokale Unterkühlung wird *Belladonna* erfordern, bei einer Belastung durch Unterkühlung und Durchnässung und zusätzlicher Anstrengung oder Trauma ist *Rhus toxicodendron* angezeigt.
Verschiedenartige Schädigungen von außen sind ebenfalls ein Kriterium: Die Folge von stumpfem Trauma mit großen Blutergüssen, Zerschlagenheitsgefühl und zu hartem Lager werden uns an *Arnika* heranführen, wohingegen wir beispielsweise bei Folgen von Stichverletzungen an *Ledum* denken müssen.

▶ Zumeist formuliert der Patient seine Beschwerden mit der einleitenden Phrase: »seitdem ..., leide ich unter ...«.

Manche Patienten bieten uns unbewußt oder bewußt spontan **Schlüssel**- oder **Leitsymptome** an. Unter diesen Begriffen verstehen wir Symptome, die uns von vornherein sehr deutlich zeigen, daß nur eines, allenfalls zwei Arzneimittel zur Therapie in Frage kommen. Schlüsselsymptome sind meist **kleine** Symptome mit einer **hohen** Wertigkeit.

▶ Wir nennen diejenigen Symptome Schlüsselsymptome, die die Tür exakt zu einem Arzneimittel öffnen.

z. B. Einem Patienten mit einer arteriellen Verschlußerkrankung schmerzt zum Beispiel das Bein bereits nach drei bis vier Schritten. Auch in Ruhe hat er große Schmerzen. Das Bein ist eiskalt. Er berichtet uns, daß ihm warme Bäder keinerlei Linderung verschaffen. Eiskalte Bäder, möglichst mit Eisstückchen, bewirken hingegen deutlich ein plötzliches Zurückgehen der Schmerzen. Physiologisch betrachtet, erscheint uns diese Tatsache »eigenartig« oder »ungewöhnlich«. Sie dient uns aber als Schlüsselsymptom, das wir sehr schnell bei *Secale cornutum* wiedererkennen.

Ein weiteres in der homöopathischen Anamnese besonders aussagekräftiges Symptom klassifizierte *Allen* als das **»as-if«- Symptom**.

z. B. Der Patient beschreibt seine Beschwerden in Vergleichen, zum Beispiel »es ist, **als ob** ein glühender Faden durch den Arm zieht« oder »es ist, **als ob** Spinnen über das Gesicht krabbeln«.

▶ Diese »wie wenn ...« oder »als ob ...«-Symptome formuliert der Patient immer sehr zurückhaltend, doch gerade diese Schilderungen verdienen unsere Beachtung. Es sind außerordentlich wertvolle Hinweise, da sie der genauen, äußerst individuellen Differenzierung dienen.

Schlagen wir beispielsweise unter dem Stichwort »Stechende Schmerzen« in *Kent* nach, sind dort über 150 Arzneimittel aufgeführt. Gibt uns der Patient nun an, daß er das Gefühl habe, **als ob** ein Nagel durch seine

Stirn oder Schläfe geschlagen wird, ist dies ein Hinweis auf *Thuja*. Sagt er uns, es ist, **als ob** seine Schläfen im Schraubstock zusammengequetscht werden, sollten wir an *Natrium muriaticum* denken. Diese vom Patienten selbst geleistete Differenzierung ist für die Arzneimittelfindung also besonders nützlich.
In die Reihe dieser »as-if«-Symptome sind auch die **Instinkt-Symptome** einzuordnen: Hier formuliert der Patient durch seinen Instinkt geleitete Befürchtungen, Hoffnungen oder auch Ahnungen, z. B. »Ich empfinde es so« oder »Ich habe das Gefühl, daß das bald kommen wird«.

Auch diese Hinweise führen uns sicher zu einem bestimmten Arzneimittel.

▶ Wertvolle Hinweise geben uns auch die **Komittanten**.

Darunter verstehen wir Symptome mit einer bestimmten Zeit- und Ort-Modalität, die jedoch vordergründig nicht im Zusammenhang mit der organischen Erkrankung stehen und nur zufällig erwähnt werden.

z. B. So erhielt ich zum Beispiel einen Bericht über eine Frau, die einen Kollegen wegen Sterilität aufsuchte. Weitere Symptome wurden nicht gefunden, die Arzneimittelfindung damit sehr erschwert. Erst nach neun Monaten gab die Patientin zufällig den wichtigsten Hinweis: Sie leide morgens unter starkem Mundgeruch.

Kent nennt uns unter dem Stichwort »Mundgeruch am Morgen« einige Arzneimittel, darunter auch *Pulsatilla*. Dieses Arzneimittel schließt die Sterilität als Symptom mit ein. Mit diesem Mittel konnte der Patientin geholfen werden.

Zuletzt seien noch die **periodischen Zeitsymptome** erwähnt, das heißt Symptome, die in regelmäßigen Zeitabständen auftreten. Sie hängen häufig mit dem Biorhythmus zusammen oder sind abhängig von Mond-, Sonne-, Tag- oder Nacht-Phasen usw. Hierzu gehört auch der Rhythmus der Menstruation.

▶ Periodische Zeitsymptome können sehr typisch sein, z. B. »Migräne immer am Ruhetag«.

Äußert unsere Patientin eine solche Sensation, haben wir z. B. einen sehr wichtigen Hinweis auf *Iris versicolor* (Sonntagsmigräne) erhalten.
Auch für alle anderen Symptome, ob lokaler, organischer, funktioneller Art oder durch Entzündungen hervorgerufen, finden sich bei genauem Zuhören Hinweise.
Desgleichen geben bestimmte pathognomonische Symptomenbilder deutliche Zeichen, zum Beispiel Kinderkrankheiten, aber auch Knochenbrüche.

▶ Die individuellen, nicht von der Krankheit, sondern vom Wesen des Patienten abhängigen Symptome jedoch sollten in der homöopathischen Anamnese besondere Berücksichtigung finden. Sie zeichnen sich insbesondere auch dadurch aus, daß sie nur im Augenblick der Krankheit auftreten, in gesunden Tagen aber nicht zum Vorschein kommen.

Es erfordert im allgemeinen nur eine kurze Zeit der Erfahrungssammlung, um die wichtigsten Symptome unterscheiden zu können und das richtige Arzneimittel zu bestimmen.

Persönlichkeitsportraits

Charakter • life-map • konstitutionelle Arzneimittel • klassische Temperamente

Neben den objektiven und subjektiven Symptomen kann auch das **Verhalten unseres Patienten** Indikator für die Arzneimittelfindung sein.

Manchmal muß der homöopathische Arzt die Erfahrung machen, daß er auch während einer nach allen Regeln durchgeführten Anamnese kein Simile finden kann. Es erscheint ihm jedoch auch sinnlos, den Patienten im Moment noch weiter festzuhalten, da das weitere Repertorisieren offenbar nicht zur Lösung führt. Sobald der Patient aber die Praxis verlassen hat, stellt sich das Problem, daß wir seinen Gesamthabitus nicht mehr gegenwärtig haben. Die **Persönlichkeit des Kranken** steht uns nicht mehr plastisch zur Verfügung. Hier erweist sich die Gegenwart des Patienten selbst, und nicht nur seine mündlichen Informationen, als überaus wichtig für die Therapie.

Bereits *Hahnemann* zeigte Ansätze, die Arzneimittel nicht nur als Simile für bestimmte beim Patienten sich äußernde Symptome wählten, sondern ihnen auch einen bestimmten **Charakter** zuschreiben (vgl. Kap. Konstitution und Diathese). Er fand im Zuge seiner Arzneimittelprüfungen spezifische Arzneimittel-Reaktionstypen, die wir, wenn wir sie beim Patienten beobachten, **Persönlichkeitsportraits** nennen, aber auch unter dem Begriff »homöopathische Konstitutionsmittel« in der Literatur wiederfinden.

Erst nach *Hahnemanns* Tod wandte man sich dieser Sichtweise intensiver zu, weil man sich erst dann der sehr großen Ähnlichkeit zwischen der Symptomatik des Menschen und der Symptomatik der Arzneimittelprüfung hinsichtlich der Persönlichkeit öffnete und dieser auch den Namen des entsprechenden homöopathischen Arzneimittels gab.

▶ Ein Persönlichkeitsportrait ist ein individuelles bio-psycho-sozial-medizinisch und anthropologisch bedingtes Verhaltensmuster, das ich als »life map« bezeichne, das man aber auch als den Identitätsmaßstab eines Individuums beschreiben könnte.

Der Begriff der Konstitution umfaßt im allgemeinen Sprachusus eher die erblichen Individualeigenschaften und wird kaum verwendet, um die gesamte Persönlichkeit eines Menschen zu erfassen. Dennoch sprechen wir auch davon, gegebenenfalls ein **»konstitutionelles« Arzneimittel** zu suchen.

▶ Es ist allerdings zu unterstreichen, daß ein solches Arzneimittel niemals so individuell sein kann wie das Arzneimittel, das exakt die Gesamtheit der Symptome widerspiegelt. Trotzdem dürfen wir es nicht unterschätzen.

Einen Patienten unter dem Aspekt seiner Persönlichkeit zu behandeln, erfordert vom Arzt intellektuelle Fähigkeiten, aber auch eine intuitive Begabung und insbesondere Erfahrung. Behandlungen unter dem Aspekt der Persönlichkeitsportraits sind zum Beispiel häufig bei akuten Erkrankungen angezeigt. Teilweise lassen sich aber auch Persönlichkeitsveränderungen regulieren.

▶ **Cave:** Borderline-Patienten (vgl. Kap. 6).

In straff gekürzter stichwortartiger Form folgen hier einige Persönlichkeitsportraits aus der Reihe der klassischen Temperamente des *Empedokles*.

Cholerisches Temperament

Aurum metallicum
- Hochrotes Gesicht, präapoplektisch, hektisch, mißtrauisch
- Schwerfällig in den Bewegungen, aber auch schwer im »Nehmen«
- Hat das Gefühl, große geistige oder körperliche Last zu tragen
- Hochdruck, Depression
- Chronische Gereiztheit und Aggressivität (bezwingt alles, nur sich selbst nicht)
- Managertyp
- Unduldsam, unversöhnlich
- Suizidneigung

Nux vomica
- Übererregbarkeit und Erschlaffung
- Reizbarkeit und Ärgerlichkeit
- Pflegt alles, was ihn stört, »wegzuradieren«
- Liebt Reizmittel, von denen er aber weiß, daß sie krank machen
- Leidet oft unter einem »Kater« nach reichlich Tabak-, Alkoholgenuß und Arzneimittelmißbrauch
- Aufstoßen ist erwünscht, geht aber nicht
- Obstipation durch widersinnige Peristaltik
- Mangel an Ausgeglichenheit: überempfindlich, aufbrausend, nie zufrieden
- Sehr intellektuell, sehr fleißig, weiß alles
- Dysharmonien: alle Funktionen laufen verkehrt
- Schwäche in der Unbeherrschtheit
- Bei Frauen vgl. auch *Ignatia* (ambivalent)

Sanguistische Temperamente

Pulsatilla
- Tränenreichstes Mittel der Homöopathie
- Liebt den Trost
- Weiblich, rundlich, weich, schüchtern, nachgiebig, anhänglich, mild
- Frostigkeit und Durstlosigkeit
- Nahrungsfette werden abgelehnt
- Regelstörungen
- Neigung zum Fettansatz, varikösen Stauungen
- Äußere Wärme verschlimmert, liebt frische Luft
- Große psychische Hemmungen
- Ingangkommen von Flüssigkeitsstrom bessert (Menstruation, Schweiß)
- »Sehnsuchtsvoller Blick eines widerkäuenden Kälbchens«

Natrium muriaticum
- Introvertierte Persönlichkeit, die aber in gesellschaftlichem Licht sehr stark aus sich heraus gehen kann und dann äußerst aktiv, kreativ und auch fröhlich sein kann
- Trotz guten Appetits Magerheit, mag sehr gern Salz
- Häufig Rhagaden und Herpes an den Lippen
- Trockenheitsgefühl im Mund
- Sehr leistungsfähig
- Versteckt jeden Kummer im eigenen ICH, läßt niemanden an sich heran, will keinen Trost und lehnt jedes Mitleid ab
- Tränen bessern alle Beschwerden, sind aber manchmal versiegt
- Kurzer Aufenthalt in Sonne und Meer bessert den Allgemeinzustand, längerer Aufenthalt verschlimmert deutlich

Melancholisches Temperament

Ignatia
- Sanftheit; gelegentlich, aber selten mit leichter Lustigkeit
- Viel Kummer und Gram: alles wird in das eigene ICH hineingestopft; introvertiert
- Trost hilft nicht, ist aber erwünscht
- beschuldigt sich immer selbst
- Paradoxe Symptome: Zahnschmerzen besser durch Kauen, Magenschmerzen besser durch Essen
- Leitsymptom: Globusgefühl im Hals
- Tabakrauch verschlimmert

Sepia
- Gestörtes hormonelles Gleichgewicht (Wechseljahre)
- Depression in »dunkler Wolke«
- Gelbe Flecken im Gesicht
- Neben Nierenunterfunktion Östrogenmangel
- Energiemangel
- Ungleiche Blutverteilung
- Kreislaufschwäche, allgemeine Schwäche, Augenlider sind sehr schwer
- Faszinierende ambivalente Persönlichkeit, die aber auch manchmal »auf die Nerven« gehen kann. Trägt schwer durchschaubare Maske: Ordentlich, sehr korrekt, aber auch grenzenlos animalisch. Begierig nach Helligkeit, produziert aber Dunkelheit. Hang nach geistlicher Wärme, aber oft frigide.

Phlegmatisches Temperament

Calcium carbonicum
- Gedunsen, pastös, torpides Gewebe, mit Neigung zu Fettleibigkeit
- Schwerfälligkeit, Mangel an Spannkraft
- Geistig und körperlich sehr retardierte Reaktionslage
- Rasche Ermüdbarkeit bei geistiger und körperlicher Arbeit
- Ängstlich, sorgenvoll
- Schlimmer bei Kälte (große Kälteempfindlichkeit), Feuchtigkeit, Vollmond

Graphites
- Fettleibigkeit, Blässe, Obstipation
- Hautausschläge
- Rissige Nägel
- Kälteempfindlichkeit
- Ängstlich, traurig, besorgt, zerstreut, äußerst verlangsamt
- Hat nur eine Freude - das Essen: immer gieriger Appetit, ißt ständig, weil er sich nur dann wohl fühlt
- Blähsucht, üble Ausdünstung
- Besserung durch frische Luft, aber zu faul zum Laufen
- »faul, fett, frostig, verfroren, verstopft«.

(Persönlichkeitsportraits bei Kindern, vgl. a. Kap. Temperament und Charakter des Kindes; zu diesem Thema vgl. außerdem *W. Gawlik*, Arzneimittelbilder und Persönlichkeitsportraits, 2. Aufl. Hippokrates, Stuttgart 1996)

4 Die Werkzeuge des Arztes

Die Sinnesorgane sind natürliche Werkzeuge • jeder Sinneseindruck ist uns nützlich

Neben den medizinischen Instrumenten verfügen wir Ärzte auch über »natürliche Werkzeuge«, die Sinnesorgane. Sie ermöglichen uns die Wahrnehmung des Wirklichen und sind deshalb unsere wichtigsten Instrumente. Wir erleben unseren Patienten mit allen

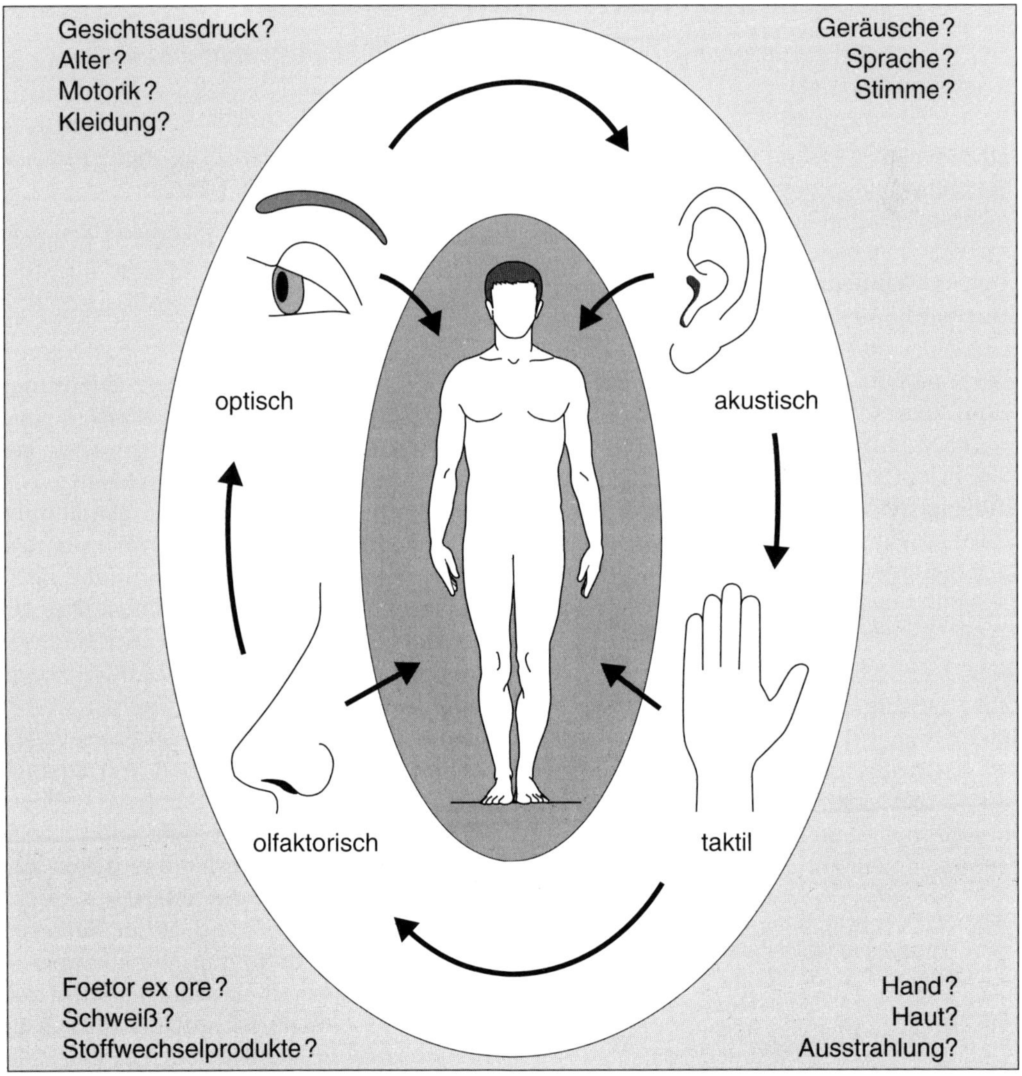

Abb. 6: Der Einsatz der natürlichen Werkzeuge des homöopathischen Arztes während der Anamnese

unseren Sinnen - den Augen, Ohren, Nase und »hautnah«. Der homöopathische Arzt muß lernen, auch diese angeborenen Werkzeuge zu benutzen. Der erste Eindruck von unserem Patienten erfolgt optisch, zugleich aber nehmen wir ihn akustisch, taktil oder auch olfaktorisch wahr *(Abb. 6)*. Für die Erkennung des Kranken, der Krankheit und des Arzneimittels ist jeder Eindruck von Nutzen.
Im folgenden wird auf verschiedene wichtige Kriterien, die unser habituelles System erfassen kann, hingewiesen. Zunächst sollten wir uns jedoch darüber Gedanken machen, was die menschliche Wahrnehmung für uns bedeutet.

Die menschliche Wahrnehmung

Reine Sinneswahrnehmung • Erfahrungsschatz von Sinneswahrnehmungen • aktives Handeln

Der Mensch ist fähig, Wahrnehmungen aufzunehmen und aufgrund seines Erfahrungsschatzes zu verarbeiten, zu bewerten und entsprechend zu handeln.
Unsere Wahrnehmung ist im einfachsten Fall eine reine Sinneswahrnehmung: Ich sehe ein Gemälde von Raffael, höre das Summen der Bienen in der Wiese, rieche den Duft einer Rose, usw. Gehen wir mit unseren Sinneswahrnehmungen bewußt um, kommen weitere Faktoren hinzu. Neben die reine Empfindung unseres Sinnesorgans treten das Urteil, das diese Empfindung deutet, und der Affekt, den das Urteil auslöst.

z. B. Im Dämmerlicht springt ein Reh auf die Fahrbahn.

Dies ist zunächst eine optische Wahrnehmung. Man erkennt die Gefahr und bremst ab, das heißt, unser Urteil über diese Situation bringt eine Folgehandlung hervor. Sinneswahrnehmung und Affekt sind also nicht immer zu trennen:

z. B. Bei der Betrachtung von Raffaels »Schule in Athen« sinnt man - noch schauend - über die Schönheit des Wahren und die Faszination des Erlebens.

Die Verhaltensforschung zeigt, daß bei Tieren die Einheit von Wahrnehmung und Handeln das Ursprüngliche ist. Unsere Fähigkeit, beides zu trennen, deutet auf die hohe Entwicklungsstufe des Menschen hin.

▶ Menschen können reaktives Handeln durch aktives ersetzen. Darin liegt der Unterschied zwischen »Müssen« und »Wollen«.

Hinzu kommt, daß wir einen Erfahrungsschatz von Wahrnehmungen besitzen, und uns aufgrund dessen ein Urteil über das gerade Wahrgenommene bilden können. Das heißt, zu jeder unserer Sinneswahrnehmungen tritt ein höheres Ziel hinzu: Wir verarbeiten die Eindrücke mit unseren Erfahrungen, um einer Sache näher zu kommen. Dies gilt auch für Sinneseindrücke, die wir während der homöopathischen Anamnese vom Patienten gewinnen.
Die uns geschenkten Sinnesorgane, denen wir soviel Erkenntnis, Wissen und Bewußtsein verdanken, müssen aber auch gepflegt und vor allem geschult werden; sind sie doch für uns Menschen Fenster und Türen des eigenen Ich, durch die die Welt zu uns hereinkommt, zum Teil aber auch unser Wesen zu unserer Welt hinauskommt. Wir können mit unseren Sinnen die Welt »wahr«nehmen, also ihre wahre Gestalt erkennen. Für uns als homöopathische Ärzte bedeutet es aber auch, den hilfesuchenden Patienten »wahr«zunehmen in seiner Gestalt und in seinem Wesen.

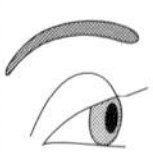

Die Augen

Blickdiagnose – optische Wahrnehmung von Symptomen und Modalitäten • Gesichtsausdruck • Alter • motorische Symptome

Kein anderes Organ eignet sich besser zur raschen Erfassung objektiver Symptome eines Patienten als das Auge. Allerdings ist die Blickdiagnose allein nicht immer eindeutig, so daß unsere Erfahrung zum wichtigen Faktor wird.

In früheren Zeiten rühmte man einen guten Arzt, indem man ihm einen »guten Blick« konstatierte. Über Jahrhunderte hinweg wertete man die Blickdiagnose als den wichtigsten Maßstab für die ärztliche Kunst.

In der homöopathischen Praxis spielt das Auge ebenfalls eine große Rolle, wobei unsere Erfahrung stark ins Gewicht fällt.

▶ Zur Übung kann man sich zum Beispiel nach einer Anamnese einmal alles notieren, was man an Symptomen und Modalitäten gesehen hat, welche sich durch den optischen Eindruck verstärkt haben und welche man optisch gleich erkannt hat. Man wird erstaunt sein, zu welcher Leistung unser Auge fähig ist. Symptome mit den Augen zu erkennen, ist ein Lernprozeß.

Unsere Vorgehensweise ist dabei auch von unserem Herzen geleitet, und nicht ausschließlich auf die rationale Betrachtung der Zeichen reduziert. Wir nehmen unseren Patienten mit den Augen auf und durch diese führt der schnellste Weg zum Herzen. *Kent* formuliert dies so: »Der homöopathische Arzt muß gründlich sein, das menschliche Herz kennen und denken können.« (*Kent*, Theorie der Homöopathie, S. 232).

▶ Unser diagnostischer Blick ist immer auf zweierlei gerichtet: einmal auf den Menschen selbst, und des weiteren auf die Zeichen seiner Krankheit.

z. B. Erst im Laufe unserer Praxistätigkeit können wir einen schwer Erkrankten am müden Zug um die Augen und um die Mundwinkel erkennen. Seine mimische Muskulatur zeigt keine Emotion mehr. Die Gesichtsfarbe ist blaß oder auch stark gerötet. Vielleicht ist sein Gang müde, schleppend. Weitere Hinweise geben die Hände: Sie zeigen im Laufen keinerlei Bewegung. Auch der Ausdruck der Augen oder der Tonus der Muskulatur sollte beobachtet werden.

Übereilte Interpretationen des Gesehenen kommen jedoch auch beim erfahrenen Arzt vor. Der Sinneseindruck muß zunächst gedanklich verarbeitet und mit den Erfahrungen abgeglichen werden. Hier beginnt die Denkarbeit. Eine Anämie oder auch ein Ikterus können vergleichsweise schnell an den für das Auge erkennbaren Symptomen gedeutet werden. Es ist jedoch erstaunlich, daß viele Patienten oft das, was in ihrem Körper stattfindet, nicht in sichtbaren Symptomen nach außen bringen.

z. B. Man erwartet bei einem Krebskranken immer einen auffallend freudlosen, abgespannten, mutlosen und verzweifelten **Gesichtsausdruck.** Meine Erfahrung in der Praxis zeigte mir, daß auch diese Patienten zum Teil in ihrem Gesicht und ihrer Haltung jugendlich, fast positiv wirkten.

Auch hier bestätigt sich, daß Patienten, die an derselben Krankheit leiden, überaus unterschiedliche Symptome zeigen und dies in unterschiedlicher Deutlichkeit.
Genauso schwierig ist es manchmal, mit dem Auge eine schwere Krankheit zu erfassen, die erst an ihrem Anfang steht.

Immer geht es bei der homöopathischen Anamnese um den Einzelfall, um das Individuum als kranke Persönlichkeit. Diese Persönlichkeit gilt es zu erfassen, so daß es schwierig ist, hier schematische Beispiele aufzuzeigen. Dies läßt sich auch hinsichtlich des **Alters** des Patienten belegen.

z. B. Betrachten wir die Fascia eines Sechzigjährigen, der kaum Falten hat:
Ist das wirklich ein gesundes Gesicht oder liegt eine Adipositas zugrunde, die alle Falten verschwinden läßt? Oder ist dies das Zeichen dafür, daß sich keinerlei Lebensereignisse als Furchen eingegraben haben? Hat er vielleicht gar nicht richtig gelebt? Des weiteren ließe sich auf eine Hypertonie oder auf eine Plethora schließen, die den Patienten frisch und jung in Gesicht und Temperament erscheinen lassen. Vielleicht aber hängt diese Jugendlichkeit im Gesicht auch mit langem regelmäßigen Alkoholkonsum zusammen? Oder hat er gerade eine Cortison-Therapie hinter sich?

Unser Sinneseindruck gibt hier den Anstoß zu wichtigen Fragen:

- Ist die Durchblutung im Gesicht, am Kopf genauso gut wie an Händen und Füßen?
- Schwitzt er an der Stirn, in der Achselhöhle, vielleicht nur in der Leistengegend oder im Genitalbereich?

Hier finden wir wichtige Hinweise auf das Arzneimittelbild.

Mit unseren Augen erfassen wir auch die **motorischen Symptome**. Auch hier gilt, daß die Erfahrung eine wichtige Voraussetzung zur Erstellung des geeigneten Therapieplanes darstellt.

z. B. Beobachten wir beim Patienten eine Hypermotorik, so ist zu unterscheiden zwischen akuter Aufregung, Unruhe als Folge von Angst oder einer vorhandenen, bereits deutlich parkinsonoiden Veränderung.

▶ Wir sehen, daß jede einzelne Anamnese, die wir aufnehmen, ein neuer Lernprozeß bedeutet, wenn wir unsere Sinnesorgane und unseren Verstand richtig einsetzen.

Nicht vergessen sollten wir, daß zum Sehen auch eine fast unbewußte Wahrnehmung von Wärme gehört! Wir alle sprechen von »warmen« und »kalten« Farben. Das ist doch eine feine Bestätigung des »Wärmesinnes«. Auch unser Patient strahlt eine bestimmte Wärme aus, die wir auch durch das Sehen wahrnehmen. Man muß sich bewußt sein, daß die Wahrnehmung von Wärme Unterschiede kennt, die nicht als Temperatur meßbar sind. Die Sonne strahlt auch eine andere Wärme aus als beispielsweise eine Glühbirne, eine Kochplatte oder ein offenes Feuer. So hat auch jeder Patient eine andere Ausstrahlung, die wir teilweise mit den Augen wahrnehmen können, aber erst durch lange Erfahrung bewerten können.

Das hier Dargestellte kann nur ein kleiner Ausschnitt dessen sein, was wir über optische Sinneseindrücke in der homöopathischen Anamnese leisten können. Es zählt zu den schwierigsten Aufgaben der klinischen Lehrer, den Studenten am Krankenbett das »ärztliche Sehen« zu vermitteln. Videobeispiele bieten hier keinen adäquaten Ersatz. Nur die zahlreichen Hinweise auf Einzelfälle schulen das Auge mit der Zeit in seinen optischen Erfahrungen. Dies gilt in gleicher Weise auch für die homöopathische Anamnese.

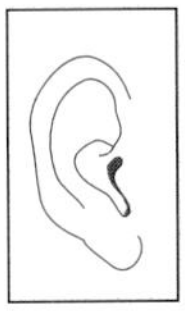

Die Ohren

Atmung • Stimme • Sprache • Husten • Distanzgeräusche

Bei der homöopathischen Anamnese muß das Sinnesorgan Ohr sehr viel leisten. Ein geübtes Ohr kann immens viele Varianten desselben Geräusches unterscheiden. Während der homöopathischen Anamnese dient es uns deshalb als äußerst sensibles Werkzeug.

Erste Erkenntnisse gibt uns die differenzierte Beobachtung der **Atmung**.

- Hören wir ein Röcheln, oder ist der Patient kurzatmig, vielleicht schon nach kurzer Unterhaltung?
- Hat er inspiratorische oder exspiratorische Geräusche, das heißt Anzeichen für eine Herz-, Kreislauf- oder Lungenerkrankung?

▶ Inspiratorische Dyspnoen sind Zeichen einer kardialen Dekompensation, exspiratorische Geräusche weisen auf spastische Bronchitis oder Asthma hin.

Die Geräusche sind manchmal sehr leise, ein geübtes Ohr kann sie jedoch sehr schnell richtig interpretieren.

Aufmerksamkeit sollten wir der **Stimme** des Patienten schenken:

z. B. Hat ein Mann eine sehr hohe Stimme bzw. eine Frau eine auffallend tiefe, könnte dies durch eine Drüsenstörung verursacht sein, aber auch durch hohe Gaben von Hormonen. Manche Stimmlagen weisen beträchtliche Veränderungen in kranken Tagen auf. Höhere Stimmlagen treten nicht selten zu Beginn einer hochfieberhaften Erkrankung auf.
Wenn der Patient nur leise sprechen kann oder auffallend heiser ist, weist dies auf Störungen in der Stimmbildung hin. Diese erfordern häufig auch die Konsultation eines Facharztes.

Die Stimmlage unseres Patienten ist ein äußerst wichtiges Kriterium.

z. B. Dies läßt sich leicht daran beobachten, wie sensibel eine Mutter auf das Schreien ihres Säuglings reagiert. Sie weiß sehr gut zu unterscheiden, ob es etwas will, Schmerzen hat, ob es etwas stört oder aus Vergnügen schreit. Genaue Untersuchungen sind zumeist nicht aussagekräftiger als das von der Mutter Geschilderte über die Atmung, das Schreien usw. ihres Kindes.

Neben der Stimme ist die **Sprache** des Patienten ein Kriterium für den homöopathischen Arzt. Geringste Sprachstörungen sind bereits erste Zeichen einer Erkrankung. Das Verschlucken von Wörtern deuten ebenso wie Wortverdrehungen oder -verfehlungen möglicherweise auf einen kleinen Schlaganfall (TIA) hin. Auch auf einen holprigen Sprachrhythmus sollten wir hören, da er ein Anzeichen für eine Paralyse sein könnte.

▶ Interessant ist die Beobachtung eines Rückfalls in Dialekte, Erst- oder Fremdsprachen während der Krankheit. Bei Kindern erleben wir häufig, daß sie bei Erkrankung in ihren Dialekt zurückfallen, bei Erwachsenen können Rückfälle in Erst- oder Fremdsprachen auch Anzeichen für eine schwere zerebrale Schädigung sein.

z. B. Ein mir gut bekannter Kollege war in Siebenbürgen geboren, dann in einem ungarischen Gymnasium, beim rumänischen und später beim deutschen Militär. Eines nachts wurde ich dringend zu ihm gerufen. Bei meinem Eintritt sprach er mich in ungarischer Sprache an. Nach einer Gabe Arnica i.v. sprach er mich kurze Zeit später rumänisch, und schließlich serbisch an. Nach etwa einer Stunde bediente er sich seiner Muttersprache: deutsch.
Bei diesem Patienten handelte es sich um eine TIA. Schließlich hat er sich bis zur restitutio ad integrum erholt.

Ein über viele Jahre geschultes Ohr eines homöopathischen Arztes wird auch den Schrei aus der Qual der Sprachlosigkeit hören können.

▶ Sprache, Stimme, die Art des Sprechens erlauben uns einen tiefen Einblick in die Persönlichkeit eines Menschen.

Unser geübtes Ohr nimmt auch die unterschiedlichsten Varianten von **Husten** wahr.

- Ist er trocken, bellend, spastisch oder stoßartig, ist er unterbrochen von pausenlosen Paroxysmen?
- Räuspert sich der Patient oft, expektoriert er, bringt letzteres große Hustenpausen?
- Sind Hustenstöße mit Schmerzen zu beobachten, die eine Rippenfellentzündung vermuten lassen?

Die differenzierte Beobachtung kann Rückschlüsse auf das Arzneimittel ermöglichen.

Distanzgeräusche sind ein wichtiges Element der akustischen Sinneseindrücke:
Wir können sehr deutlich Töne in der Lunge mit grobblasigem feuchten Rasseln in einer Entfernung von 1 bis 2 Metern feststellen, ein Hinweis z. B. auf *Tartarus emeticus*. Auf weitere Entfernung zu hörende Geräusche an Blutgefäßen sind dagegen überaus selten.
Geräusche im Magen-Darm-Trakt sind deutlich und oft zu hören. Das Plätschern vernimmt häufig der Patient selbst, empfindet es in manchen Situationen als äußert peinlich und sucht uns darum auf. Dies gilt auch für die polternden, glucksenden Luftgeräusche im Bauch - ein Symptom, das wir bei vielen Mitteln, zum Beispiel bei *Argentum nitricum* wiederfinden. Herrscht selbst bei einer auskultatorischen Untersuchung völlige Stille im Bauch, ist dies diagnostisch ebenso aussagekräftig, zum Beispiel bei einem postoperativen atonischen Ileus. Injizieren wir in diesem Fall beispielsweise *Staphisagria* D 4 i.v., können wir eine plötzliche Bewegung des Darmes beobachten und selbst auf Distanz hören, daß die Darmtätigkeit wieder einsetzt. Auf die genaue Untersuchung des Magen-Darm-Traktes verzichten wir dennoch nicht!
Distanzgeräusche gehen auch von Knochen und Gelenken aus. Arthrotisch veränderte Gelenkflächen verursachen Reibegeräusche und Knacken. Freie Gelenkkörper oder das Aneinanderreiben von Bruchenden zeichnen sich ebenfalls durch spezifische Geräusche aus.

▶ Alle akustischen Phänomene können sehr eindrucksvoll sein und deutliche diagnostische Hinweise geben. Auch hier sind kontinuierliche Übung und Erfahrungssammlung erforderlich.

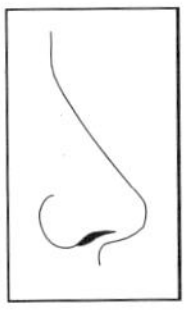

Die Nase

Foetor ex ore • Stoffwechselprodukte • Schweißgeruchsqualitäten • Kosmetika

Der Einsatz des Geruchssinns als diagnostisches Hilfsmittel ist heute außerhalb der homöopathischen Praxis selten. Ich hatte jedoch einige Kollegen und Lehrer, die Krankheiten »gerochen« haben und in der Lage waren, Typhus abdominalis, Fleckenfieber usw. am Geruch zu erkennen. Und so ist ein erfahrener homöopathischer Arzt auch heute noch imstande, zum Beispiel eine Gastroenteritis zu riechen und dadurch in der Lage, noch vor der Visite den Geruch eines Patienten einzuschätzen, der evtl. *Graphites* braucht.

Der Geruchssinn war in früheren Zeiten bei unklarer Diagnose durchaus bedeutend. Die Homöopathie macht ihn sich gewinnbringend wieder zunutze, wenngleich einige Krankheiten, die sich insbesondere durch Gerüche geäußert haben (z. B. Diphtherie, Typhus usw.), heute selten auftreten. Auch Scharlach war sofort am Geruch zu erkennen, zumal wenn einige Kinder gleichzeitig daran erkrankten.

Dennoch kann uns auch heute unsere Nase sehr viel sagen. Diabetiker zum Beispiel verströmen den typischen Acetongeruch. Darüber hinaus findet sich aber an jedem Menschen ein eigener Geruch, der trotz sorgfältiger Bäder und körperlicher Pflege einen ganz spezifischen Charakter hat.

Foetor ex ore ist ein Symptom, für das uns in der Homöopathie nahezu 50 Arzneimittel angeboten werden, jeweils ganz abhängig von der Situation, in der sich der Patient befindet.

z. B. Leberkranke zum Beispiel verströmen dahinzu noch einen nicht zu definierenden Geruch der Schweißdrüsen und Darmgase. Die **Stoffwechselprodukte** riechen einmal nach Ammoniak, ein andermal sauer. Auch der Urin kann einmal nach Pferdeharn riechen *(Acidum benzoicum)*, dann aber geruchlos sein. Die geschilderte Undefiniertheit jedoch macht im Gesamten häufig diese Diagnose erst möglich.
Auch Karzinome verströmen häufig einen spezifischen, zum Teil sehr übelriechenden Geruch. Dann ist *Bellis perennis* oder *Petroleum* angebracht.

Der **Schweiß** tritt in unterschiedlicher geruchlicher Intensität und Qualität auf. Bei bestimmten Krankheiten kann man spezifische Noten feststellen, allerdings nur bei bestimmten Menschen. Diese jedoch lassen uns wiederum auf Arzneimittelbilder stoßen:

- Aashafter Geruch deutet auf *Arsen* hin,
- riecht der Schweiß extrem faulig, ist *Psorinum* angezeigt.
- Der Geruch wie Schwefel verlangt *Phosphor*,
- wie Urin *Acidum nitricum*,
- wie Käse *Hepar sulfuris*.
- Ist der olfaktorische Eindruck »widerlich«, wählen wir aus den Kohlenstoff enthaltenden Arzneimitteln aus, z. B. *Carbo animalis, Graphit, Petroleum;* ein oft olfaktorisches »Inferno«.

Die Kosmetik macht es uns sehr schwer, den spezifischen Geruch eines Menschen zu erfassen. Ist er bereits längere Zeit bettlägrig und verzichtet deshalb auf parfümierte Artikel, können wir seinen Geruch besser wahrnehmen, als wenn der Patient in unsere Praxis kommt.

- Es ist auch zu empfehlen, unsere Mitarbeiterinnen zu bitten, keine parfümierten Kosmetika zu benutzen. Wir selbst sollten ebenfalls auf diese verzichten, die Herren ebenso auf parfümiertes Rasierwasser u. ä.

Da in der homöopathischen Praxis Äther oder Benzin nur sehr selten zur Anwendung kommt, kann man auf den Geruch eines Patienten also sehr gut eingehen.
Bei der Anamnese wird man unglaublich starke Eindrücke über die Nase bekommen, die dem Laien vielleicht abstoßend erscheinen, dem geübten Arzt aber sehr deutliche Hinweise auf eine Krankheit und das Arzneimittel bieten. Letztere stammen insbesondere aus der Kohlenstoffreihe *(Graphites, Carbo vegetabilis, Carbo animalis, Petroleum, Acidum carbonicum* u. a.). Diese Endprodukte des pflanzlichen oder tierischen Lebens bringen bei der Arzneimittelprüfung außerordentlich abstoßende Geruchsqualitäten zutage, bis zum »Knock-out der Nüstern«.

- Kann der homöopathische Arzt die Geruchsqualitäten der Kohlenstoffreihe auseinanderhalten, vereinfacht dies die Findung des Arzneimittels (s. o., Schweißgeruchsqualitäten).

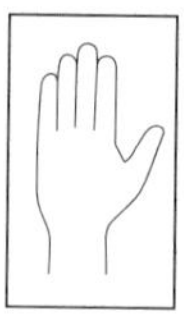

Der Tastsinn

Befühlen der Hand • Betasten der Haut

Die Benutzung des Tastsinns beschränkt sich nicht nur auf die Palpation, sondern schließt eine Griff-Diagnose mit ein.
Der Arzt ist mit Hilfe seines Tastsinns in der Lage, durch das **Befühlen der Hand** des Patienten vieles zu erkennen.

Ein Kriterium ist die Temperatur:

- Fiebernde haben heiße Hände,
- Kollabierte oder auch Sterbende eiskalte und mit Schweiß bedeckte oder trockene Hände.

Ein weiterer Gesichtspunkt ist die **Stärke des Händedrucks:**

- Der kraftlose Händedruck eines *Calcium carbonicum*-Patienten vermittelt uns den Eindruck einer schwabbeligen, teigigen, schwammigen Haut wie die Auster in der Schale der Muschel.
- Bei anderen Patienten hingegen verspüren wir einen kräftigen, teilweise sogar zu starken Händedruck.

Auch die Beschaffenheit der Hand, deren Elastizität, Feuchtigkeit usw. vermittelt uns der Tastsinn, und gleichzeitig ein Urteil darüber, ob wir diesen Händedruck als angenehm empfinden. Ist der Händedruck unangenehm, muß es nicht nur daran liegen, daß die Hand kalt oder feucht ist. Unsere Tastempfindung kann uns etwas zeigen, was wir mit den anderen Sinnesorganen nicht feststellen können.
Ein weiteres Betasten der Hand zeigt uns dann möglicherweise Schwielen, Zeichen einer beruflichen Belastung, die sich dem Auge vielleicht nicht aufgedrängt hätten.

Beim **Betasten der Haut** während der Untersuchung ist insbesondere auf Temperaturunterschiede zu achten:

z. B. Die Haut erscheint beispielsweise über erkrankten Lungenpartien deutlich wärmer, über arthrotischen Knien bedeutend kälter.

Ebenso zeigen sich Hautveränderungen in den entsprechenden Segmenten über den erkrankten Organen.

▶ Selbst Ödeme werden, wenn sie dem Auge entgangen sind, ertastet. Im Bereich der Nieren zum Beispiel weisen sie uns auf einen möglicherweise hochentzündlichen Prozeß oder gar Abszeß hin.

Außerdem spielen Kriterien wie Glätte oder Rauheit, Trockenheit usw. der Haut eine große Rolle. Beim Betasten des Patienten ist genau darauf zu achten, wann er **Schmerzen** empfindet:

- Schmerzen schon bei leichter Berührung, die sich aber bei Druck bessern *(Bryonia, Colocynthis, Magnesium phosphoricum* usw.),
  oder Schmerzen nur bei Druck, aber nicht bei leichter Berührung *(Apis, Hepar, Lachesis u. a.).*

Genauso interessant sind die Reaktionen des Patienten bei der Perkussion:

- An besonders empfindlichen Stellen zuckt er plötzlich zusammen *(Hepar sulfuris, China, Apis* usw.),
- in anderen Bereichen zeigt er gar keine Reaktion *(Opium).*

▶ Die Tastempfindung erfordert Übung. Man muß sie erst erlernen, um alles erkennen zu können.

▶ Außerdem ist es äußerst wichtig, die eigenen Hände zu pflegen und gesund zu erhalten, so daß sie empfindlich sind. Das »Fingerspitzengefühl« muß erhalten bleiben. Deshalb sind Hobbies, die Schwielen verursachen können, für den homöopathischen Arzt nur in beschränktem Maße zu empfehlen. Regelmäßiges Abreiben der Hände und Fingerspitzen mit Bimsstein halten die Haut zart und empfindungsstark!

Viele große Denker haben darüber nachgedacht, ob der Mensch mit seinen fünf Sinnen zufrieden sein kann.
Von *Martin Luther* stammt der eindrucksvolle Spruch: »Der Glaube ist ein neuer Sinn, weit über die fünf Sinne heraus.«
Karl Marx gehört auch zu diesen Denkern. Er war ein *Hegel*-Schüler, einem Zeitgenossen *Hahnemanns.* In seinen »Pariser Manuskripten« veröffentlichte er Erkenntnisansätze, deren Bedeutsamkeit oft übersehen wurde. Er geht u. a. von der Diagnose »Entfremdung« aus, und stellt die Frage, wie dieser mißlichen Situation abgeholfen werden könne. Seine Antwort: »... durch eine *allsinnige* Aneignung der Welt durch die Menschenseele.« Er erklärt das Wort »allsinnig«, indem er die Sinnesfähigkeiten aufzählt: Sehen - Hören - Riechen - Schmecken - Fühlen, und ergänzt weitere Begriffe: Denken - Anschauen - Empfinden - Wollen - Tätigsein - Lieben. Dies bedeutet eine Suche nach anderen Weisen der Welterfahrung. Und mit diesen neuen Begriffen kommen wir auch bei der homöopathischen Anamnese in Berührung.

5 Systematisieren und Protokollieren der homöopathischen Anamnese

Im folgenden werden Empfehlungen gegeben, wie man die Aufnahme einer guten homöopathischen Anamnese am zweckmäßigsten bewerkstelligt. Da es unser Ziel ist, die Gesamtheit der Symptome aufzunehmen, um zur bestmöglichen Similefindung zu gelangen, muß unsere Aufzeichnung gut organisiert sein.

Möglichkeiten der Erfassung

Kateikarten • Anamnesebogen • Anamnesefragebogen • »große Notiz«

Notiert werden muß alles, was wir an objektiven Symptomen mit unseren Sinnesorganen wahrnehmen, selbst das, was wir feststellen, bevor das Anamnesegespräch eröffnet ist.

Dies geschieht am besten mit **Karteikarten**. Der Spontanbericht liefert eine Menge an Informationen, der gelenkte Bericht vertieft und spezifiziert diese, indem der Arzt nach den Veranlassungen und Modalitäten der Symptome fragt. Dies stellt bereits ein systematisches Abfragen sowohl bei akuten als auch bei chronischen Erkrankungen dar. Wie dies im einzelnen vor sich geht, muß sich jeder Homöopath entsprechend seiner Fähigkeiten im Laufe der Zeit selbst erarbeiten.

Eine weitere Möglichkeit, Hinweise zu sammeln, bietet der **Anamnesebogen**. Hier sind unsere Fragen vorformuliert *(vgl. Abb. 7)*. Er hat den Vorteil, daß wir eine Gesamtanamnese aufnehmen, die wir uns mit farbiger Kennzeichnung deutlich machen können. Hilfreiche Vorlagen für Anamnesebögen finden Sie zum Beispiel in *Hartmann, F.: Die Anamnese (Teil 1). Repertorisationsbogen aller im Kent aufgeführten Mittel nach Marks; Repertorisationsbogen nach Dorcsi; Buchmann-Anamnesebogen* (nicht veröffentlicht).

- ▶ Eine bestimmte Farbe zum Beispiel weist auf Verschlimmerungen hin, eine andere auf Besserungen.

Dies bedeutet allerdings, daß wir schon im Vorfeld die Relevanz einzelner Symptome des Patienten und ihre Intensität erkennen müssen, die zuletzt für die Beurteilung wichtig sind.

- ▶ Ein Anamnesebogen ist dann gewinnbringend, wenn wir unseren Patienten das erste Mal sehen. Hier können wir die Fülle der Informationen zweckdienlich aufzeichnen.

Eine letzte Methode der Erfassung ist der **Anamnesefragebogen**, der dem Patienten zur Beantwortung schon bei der Anmeldung zum Ausfüllen vorgelegt wird (z. B. *Fragebogen zu Voegeli; Fragebogen nach Eichelberger u. a.)*. Er ist sehr umfangreich, hat aber den großen Vorteil, daß sich der Patient unvoreingenommen und mit der Zeit, die er benötigt, an die Beantwortung der Fragen herantasten kann. Der Nachteil ist, daß sich die Patienten zu sehr an bestimmte Symptome klammern, und viele wichtige Informationen dadurch unentdeckt bleiben, ebenso wie die Gegenwart seiner »Persönlichkeit« (lat. Personare = hindurchklingen = Ausstrahlung und Wesen des Patienten).

BASISANAMNESE

cm kg

Operationen:
Unfälle:
Rente:

Name:
Geburtstag:
Beruf:

Eigene Vorkrankheiten:

			Ca		
Masern	Diphterie	(Para-(Ry	Tbc (wo?)	Lymph	**Medikamente allopath.:**
Mumps	Scharlach	Ruhr	von – bis	Asthma	Schlafm
Röteln	Mandelentzdg	Malaria	überw bis	Warzen	Abführm
Windp	Rheum Fieber	Zoonosen	Geschl Kr	Herpes	Pille
Keuchh	Gelbsucht	Erkält	Diabet	Wund/Erfr	Sonstige

Sonstige Krankheiten:

Impfungen: Pocken Sc Di Tet Pert. Gelbfieber **Polio** Serum Grippe

Vorsorgeuntersu. (wann zuletzt)

Familien-Anamnese:

Krebs	Übergewicht	Venenleiden	Magen	Nerven-	**Sonstige Krankheiten:**
Tbc	Herzleiden	Haut	Galle	Gemüts-	
Diabetes	Hirnschlag	Asthma	Niere	Anfalls-	
Gicht	Hochdruck	Rheuma	Steinleiden	Erbleiden	

Geschwisterreihe:

Suicidversuch:
Quo modo?

Leitsymptome:

	Ubi	Cur	Quod	Quid	Quo modo
1.					
2.					
3.					
4.					

Kopf, Schwindel, Müdigkeit, Schmerzen
Augen, Ohren: Gehör:
Nase, Nbh: Geruch:
Mund, Zähne, Tons: Foetor-Herpes-Proth. Geschmack:
Thyr: Zahnung:
Herz, Art. Venen: Arrhythmie-Schittmacher - Schmerzen
Lunge, Bronch: Asthma-Emphysem
Magen, Darm:
Hämorrh: Blutung – Jucken – Schmerz
Leber, Galle: Meteorismus Stuhlfarbe Aufstossen
Pankreas:
Niere, Blase:
Prost. Penis: Prostatektomie
Uterus, Ovar: Hysterektomie
Haut, Haare, Nägel: Ekzem: Neurodermitis
Muskel, Knochen: Gelenke:
Ws, Gelenke: Endoprothese
Blut, Nerv. Drüsen: Lähmung: Paraesthesien

Medikamente homöopathische:

Impfungen:
Folgen:

Nahrungsmittel-unverträglichkeit: Milch – Hühner – Eier; Obst: Süß:; Fett: Sauer:; Fleisch: Salzig:

Schmerzen: ständig
plötzlich – langsam
wellenartig – brennend
krampfend – stechend
reißend – stechend
in Ruhe – im Bett
bei Bewegung: beginnend: fortlaufend:

Wo?
Wann?
Causa?
Modalitäten?

App: norm viel wenig nachts Ekel Heißhunger
Verl.: sü sau pik salz Fl Fi Ei fett mild schf
Unverdaul. Butter Käse
warm Milch Brot Kart Obst Gemüse Salat Zwieb
kalt eiskalt Alk Nik Kaff Tee Drog Bier Wein Wasser
Abn.: sü sau pik salz Fl Fi Ei Fett mild schf
warm Milch Brot Kart Obst Gemüse Salat Zwieb
eiskalt Butter
kalt Alk Nik Kaff Tee Drog Bier Wein Wasser
Durst: norm viel wenig gr kl kalt warm nachts
Geschmack: bit fnd faul met salz sau süß
Stuhl: norm Obstip Diarrh Würm Schleim Blut
Harn: norm viel wen nachts oft vgbl Inkontinenz
Schweiß: Kopf Brust Axil Han Fuß total färbt Wäsche
warm klebr kalt übelr nachts nerv Essen Erwart
Temp: frostig kalte Hände Füße KFB
hitzig warme Hände Füße FAB
Wärmfl Aufdecken
Schlaf: norm ruhig unruh hoch flach
Zähneknirschen
rück Bauch Re Li zuged abged Cris.
Traum: kein viel angen unang Lach Sprech 6. Sinn

Menses: **MA:** **MP:**
schwach stark ausgebl schmerzh Dauer
Fluor: schwach stark wund übelr
Partus: **Abort:**

Stimmung: **Temperament:**
Konstitutionstyp: **Selbstwertgefühl:**
Angst: allein Gewit im Dunk Tier Einbr. Hunde Spinnen
Furcht: Krkht Wass Ereign Zuk Schlangen Insekten Frauen Männer
Ärger: cholerisch Weinen Lachen
Aufregung: heftig wenig schreckhaft
Kummer: Gram Verzweiflung
Kränkung: nachtragend
intellekt: ironisch zynisch sarkastisch Rache
Charakter: eifers pedant geiz Lüge Neid Haß Zorn Ehrgeiz
Sorgen: retardiert Hyperkinetik Tanzen

Bel. aktiv passiv
Tageslauf: Kreativ?
Freizeit: wieviel
Urlaub: wie oft:
Sport: welcher?
Berufl Belastg: Ehrenamt
Famil Belastg:
Allergie Diabetes
Neurodermitis
Vikariation
Logorrhoe Schweigsam

Lateralität: Re ob unt li ob unt
Tageszeit: mo vm mi nm ab vmn nmn
Jahreszeit: Fr So He Wi
Mondzeit: zu ab voll neu
Essen: vor bei nach 2 Std. nach
Menses: vor bei nach Pub Klimax.
Wärme: local — **Verl** Sonne, Ofen, Bett, Kleider; **Abn** Hitze, Bäder, Zim, Kopfbedeck; Extrem, Sauna, überheizt
Kälte: local — **Verl** FK; **Abn** TK; **Extrem**
Wetterwechsel: vor bei nach
Regen Nebel Schnee
Wind Sturm Gewit
Föhn/Schwüle Zugluft
Aufenthalt: Raum Freien Schiff
Meer Gebirge Flugzeug
frische Luft off Fst Lift
Druck: Hände Kleidung
Berührung: Massage Zärtlichkeit
Beengung: Essen Kleidung Hass
Blaue Flecken: Schlag spontan Cortison?
Waschen: Baden Kalt Warm
Duschen Kalt Warm
Ruhe: Liegen Sitzen
Bewegung: anf fortg
Anstrengung: anf fortg geistig
Steigen körperlich
Fahren: Auto Lift Bahn Fliegen
Lage: Liegen Sitzen oberes Fach
Stehen Gehen Bauch
Bücken Aufricht Li
Umdreh Verheb Re
Licht: Fernlicht Sonne Schnee
Geräusch: Preßlufthammer - Unterhaltung
Geruch: Blumen Parfüm Tiere
Gemüt: Alleins Gesell Trost
Zuspruch Widerspruch
Musik Ablenkung
Darandenken
Menschenmenge Kaufh
Vergessen Verzeihen

Soziales Milieu:

Elternhaus: Vater, Mutter, Geschwister

Kindheit: Isolation, Nestwärme

Schulzeit: Heirat:
Abitur
Lehre Kinder
Studium Enkel
Ziel im Leben:

Konstitution:
Astheniker Leptosom
Pyniker Athlet
Adipositas vermischt

Diagnosen:

	homöopathisch	Klinisch
1.		
2.		
3.		
4.		
5.		
6.		
7.		
8.		

Abb. 7: Vorlage für einen Anamnesebogen, den der Arzt während der Befragung ausfüllt (*Gawlik, W.*, modifiziert nach *Ungern-Sternberg*). Farbige Markierungen sind empfehlenswert

▶ Eine anschließende Besprechung der schriftlichen Notizen ist notwendig, da zum Beispiel noch wichtige Modalitäten offen sein könnten, oder andere Zeichen, die dem Patienten nicht der Erwähnung wert schienen.

Letztendlich ist dies eine gute und zeitsparende Methode, um einem Patienten gerecht zu werden.
Eine Behandlung, die ohne persönlichen Kontakt vonstatten geht, halte ich für falsch. Man muß den Patienten **sehen, sprechen** und ihn **erleben.** Die objektiven Symptome, die uns unsere Sinnesorgane vermitteln, die uns der Patient mit seinem Temperament näher bringt, gehen verloren. Zumindest eine Nachkontrolle ist angebracht, denn die individuelle Hierarchisierung der Zeichen und Symptome ist sonst nicht möglich.
Am Ende unserer Anamnese machen wir, falls notwendig, nochmals eine **»große Notiz«,** das heißt, eine Zusammenfassung der besonderen Symptome. Erst dann machen wir uns Gedanken über die einzelnen Arzneimittelbilder, die zur Verfügung stehen. Wir vergegenwärtigen uns deren Gesamtsymptomatik, notieren diese auch bei Bedarf. Wir müssen aus der Gesamtheit der Symptome die wichtigsten hierarchisieren.

▶ Eine rein intuitive oder gar spekulative Vorgehensweise stellt keinen Weg zum richtigen Arzneimittel dar.

Modell eines gelenkten Berichtes

Ubi? • cur? • quod? • quomodo?

Die Vorgehensweise beim gelenkten Bericht hängt unmittelbar von den Informationen ab, die uns der Patient als Persönlichkeit und in seinem Spontanbericht gibt.
Folglich kann hier keine verbindliche Check-Liste aller relevanten Fragen vorgestellt werden. Es handelt sich vielmehr um eine reiche Sammlung von »Stichwörtern«, die während meiner langjährigen Praxiserfahrung am häufigsten auftauchten. Die Abfolge der Fragen hat sich in dieser Form bewährt. Schließlich ist es jedoch Ziel der homöopathischen Anamnese, möglichst ausführlich auf das Individuum des Patienten einzugehen, so daß die Schwerpunkte von Fall zu Fall variieren.
Hat der Patient seinen Spontanbericht beendet, knüpfen wir an diesen an.

▶ Es ist notwendig, die geäußerten Symptome durch unsere Fragen zu vervollständigen, denn in den meisten Fällen genügen diese Berichte über die Beschwerden nicht zur Arzneimittelfindung.

Wir benötigen zunächst ausführlichere Informationen über die spontan geäußerten Leiden, und fragen im gelenkten Bericht in der Reihenfolge **u**bi, c**u**r, qu**o**d und qu**o**modo nach.

▶ Kleine Merkhilfe: erst 2 x **U**, dann 2 x **O**!

Fragen, die sich direkt auf den Spontanbericht beziehen

Ubi (wo ist der Schmerz oder andere Empfindungen genau)?

- ❑ Wo haben Sie Beschwerden oder Empfindungen? (Lokalisation?)
- ❑ Wohin strahlen sie aus?
- ❑ Welche Seite ist vorwiegend befallen?

Cur (warum: Veranlassung, Causa)?

- ❑ Wann begannen die Beschwerden?
- ❑ Was halten Sie für die Ursache Ihrer Störungen? (Causa?)
- ❑ Wie ist die Geschwindigkeit des Verlaufs?
- ❑ Wie lange halten die Beschwerden an?
- ❑ Gibt es beschwerdefreie Zeiten?

Quod (wie äußern sich die Empfindungen; welchen Charakter haben sie)?

- ❑ Welcher Art sind die Beschwerden?
- ❑ Wann treten die Beschwerden auf?
- ❑ Wie äußern sich die Beschwerden und Empfindungen (Schmerz, Jucken, Brennen, Klopfen, Stechen etc.)?
- ❑ Wie sind die Ausscheidungen?

Quomodo (welche äußeren Einflüsse ändern die Empfindungen; Modalitäten)?

- ❑ Treten Beschwerden in bestimmten Abständen auf? Wann treten sie auf? Periodizität?
- ❑ Abhängig von:
  - Jahreszeit?
  - Tageszeit?
  - Mondphasen?
  - Menstruation?
  - Schlaf?
  - Mahlzeiten? usw.
- ❑ **Unter welchen Umständen verschlimmern sich die Beschwerden?**
- ❑ **Unter welchen Umständen verbessern sich die Beschwerden?**
- ❑ Sind die Hauptbeschwerden von Symptomen begleitet, die scheinbar in keinem Zusammenhang mit diesen liegen, die evtl. weit weg vom Ort der Hauptbeschwerden zu lokalisieren sind?
- ❑ Traten mit Beginn der Beschwerden oder später Veränderungen auf?
  - Appetit?
  - Durst?
  - Stuhlgang?
  - Wasserlassen?
  - Schlaf?
  - bei körperlicher Belastung? usw.
- ❑ Traten Gemütsveränderungen auf?

Sind diese Fragen geklärt, wird im Anschluß das Beschwerdebild im einzelnen von Kopf zu Fuß abgefragt. Das sogenannte Kopf-zu-Fuß-Schema wurde von *Hahnemann* eingeführt und ist in sämtlichen Repertorien zu finden. Wir fragen nach Symptomen, genauer Lokalisation, gegebenenfalls nach Begleitsymptomen und erfragen jeweils auch die individuellsten Symptome, d.h. die Modalitäten, die im Anschluß an das Schema ausführlich geschildert sind.

Das folgende Schema gilt für alle schwierigen chronischen Krankheiten. Entsprechend dem Krankheitsfall sind Kürzungen möglich. Es kann sich im folgenden nur um erste Anhaltspunkte für die Befragung handeln. Die besten Hinweise erfahren Sie, wenn Sie das Kentsche Repertorium nicht nur benutzen, um Arzneimittel zu finden, sondern es als eine Art Erzählung auffassen, die schildert, welche Vielfalt von Symptomen existieren, und welche Fragen Sie wann an den Patienten stellen sollten.

Kopf-zu-Fuß-Schema

Schwindel (KK I, 153 - 171) (EK, 100 - 111)	*Symptome*	❑ Handelt es sich um einen drehenden Schwindel? ❑ Dreht sich der Körper oder die Umgebung? ❑ Führt er zum Fallen nach - vorwärts? - rückwärts? - seitwärts? ❑ Schwindel nur im Liegen? ❑ Schwindel bei Bewegen des Kopfes?
	Begleitsymptome	❑ Sehstörungen? ❑ Schwarzwerden vor den Augen? ❑ Herzstechen? ❑ Übelkeit und Erbrechen? ❑ Gähnen? ❑ Kopfschmerzen? ❑ Leibschmerzen? ❑ Nasenbluten? ❑ Ohnmacht? ❑ Zittern? ❑ Müdigkeit und Mattigkeit?
Eingenommenheit des Kopfes (KK I, 177, 181, 184, 202, 203, 224, **231**, 310 - 329) (EK, 178 - 179, 181 - 194)	*Symptome*	❑ Wie betäubt? ❑ Wie »dusselig«? ❑ Wie betrunken? ❑ Taumel? ❑ Zerreißgefühl im Kopf? ❑ Wie ein Brett vor dem Kopf?
Begriffsmangel (KK I, 105 - 107) (EK, 71, 72)	*Symptome*	❑ Folge von geistiger Arbeit? ❑ Folge von nervösen Belastungen? ❑ Schweres Begreifen? ❑ Retardieren des Denkens? ❑ Denkunvermögen? ❑ Gedankenlosigkeit? ❑ Zerstreutheit? ❑ Phantasie? ❑ Schlafdefizit?

Gedächtnis-schwäche (KK I, 50 - 53) (EK, 34, 35)	*Symptome*	❑ Gedächtnismangel? ❑ Gedächtnisverminderung? ❑ Gedächtnisverlust? - Kurzzeitgedächtnis? - Langzeitgedächtnis? ❑ Vergeßlichkeit? - von Zahlen? - von Daten? - von Namen? - wo man etwas hingelegt hat? - was man einkaufen wollte?
Kopfschmerzen (KK I, 235 - 370) (EK, 129 - 222)	*Symptome*	❑ Blutandrang? ❑ Hitze? ❑ Kälte? ❑ Taubheitsgefühl? ❑ Zucken?
	Lokalisation	❑ Vom Hinterkopf? ❑ Stirn? ❑ Schläfen? ❑ Scheitel? ❑ Seiten? ❑ Ausstrahlung wohin?
	Art der Beschwerden	❑ Bohren? ❑ Brennen? ❑ Drücken? ❑ Kribbeln? ❑ Auseinander-, Zusammenpressen? ❑ Stechen? ❑ Nagel-, Pflockgefühl o. ä. (as-if-Symptome?) ❑ Pulssynchrones Klopfen?
	Begleitsymptome	❑ Schwindel? ❑ Sehstörungen? ❑ Hörstörungen? ❑ Geruchsstörungen?
Weitere Beschwerden im Kopfbereich (KK I, 301 - 370) (EK, 112 - 244)	*Symptome*	❑ Hautabschuppung? ❑ Haarausfall? ❑ Brennen? ❑ Schmerzhafte Empfindlichkeit?

		❑ Berührungsempfindlichkeit?
		❑ Gefühl von Schmerzen in den Haaren?
		❑ Hitze?
		❑ Kälte?
		❑ Zucken?
		❑ Knochenschmerzen?
		❑ Schwitzen nur am Kopf?
		❑ Ziehen und Zusammenziehen?
Augenbeschwerden und Beschwerden im Augenbereich	*Symptome*	❑ Brillenträger?
		❑ Sehstörungen?
		❑ Schielen?
		❑ Krämpfe?
		❑ Rollen der Augen?
		❑ Schnelles Öffnen und Schließen?
		❑ Pupillen eng oder weit?
		❑ Lähmungen?
	Lokalisation	❑ an den Augenbrauen?
		❑ an den Augenlidern?
		❑ an den Wimpern?
		❑ in den Augenwinkeln?
		❑ am Augapfel und Auge?
Sehvermögen (KK III, 59 - 77) (EK, 282 - 295)	*Symptome*	❑ Blendempfindlichkeit?
		❑ Blindheit?
		❑ Flimmern?
		❑ Unfähigkeit Farben und/oder Formen zu erkennen?
		❑ Flecken?
		❑ Funken?
		❑ Sternchen?
		❑ Silberfischlein?
		❑ Nebel beim Aufrichten?
		❑ Kurzsichtigkeit?
		❑ Weitsichtigkeit?
		❑ Lichtscheue?
		❑ Grauer oder Grüner Star?
		❑ Schwarzwerden vor Augen?
		❑ Nachtblindheit?
Ohren und Gehör (KK III, 79 - 139) (EK, 296 - 331)	*Symptome* am Ohr	❑ Ausfluß?
		❑ Bohren?
		❑ Brennen?
		❑ Drücken?

		❑ Schmerzen? ❑ Klopfen? ❑ Hitze? ❑ Kälte? ❑ Jucken? ❑ Reißen? ❑ Stechen? ❑ Ohrenschmalz?
	am Gehör	❑ Geräuschempfindlichkeit (tiefe oder hohe Töne besser oder schlechter)? ❑ Hörstörungen, Hörverminderung, Schwerhörigkeit, Taubheit? ❑ Tinnitus? ❑ Tinnitus mit Klingelgeräuschen? ❑ Knallen? ❑ Quietschen? ❑ Singen?
Nase und Geruch (KK III, 139 - 166) (EK, 332 - 360)	*Symptome* an der Nase	❑ Nasenbluten? ❑ Schneuzen? ❑ Ausscheidung? ❑ Hauterscheinungen? ❑ Brennen? ❑ Jucken? ❑ Kribbeln? ❑ Hypertrophe Hauterscheinungen? ❑ Geschwüre? ❑ Warzen? ❑ Foetor
	am Geruch	❑ abgestumpfter, fehlender Geruchssinn? Geruchsverlust? ❑ (Über-)Empfindlichkeit? ❑ Geruchstäuschungen?
Gesicht (KK, II 75 - 142) EK, 361 - 404)	*Symptome* Farbe und Aussehen	❑ Blaß? ❑ Rot? ❑ Fleckig? ❑ Sommersprossen? ❑ Mitesser? ❑ Blasse Stellen? ❑ Veränderungen der Hautfarbe?

		❑ Augenringe? ❑ Falten und Fältchen?
	Ausschläge/ Hautveränderungen	❑ Kälte? ❑ Hitze? ❑ Jucken? ❑ Schweiß? ❑ Geschwülste? ❑ Warzen?
	an den Lippen	❑ Aufspringen? ❑ Einrisse? ❑ Bluten? ❑ Herpes? ❑ Geschwüre? ❑ Knoten? ❑ Brennen? ❑ Jucken? ❑ Spannen?
	im Unterkiefer	❑ Mundklemme? ❑ Ausrenken? ❑ Knacken der Gelenke? ❑ Unterkieferdrüsen? ❑ Reißen? ❑ Stechen? ❑ Schwellungen?
	am Kinn	❑ Reißen? ❑ Stechen? ❑ Ausschläge? ❑ Jucken? ❑ Brennen?
Mund (EK III, 187 - 210) (KK, 405 - 438)	*Symptome*	❑ Empfindungsveränderungen - in der Mundhöhle? - am weichen oder harten Gaumen? - im Rachen? - des Speichels? - der Zunge? - der Sprache? - Geschmacksverlust (welcher?)? ❑ objektive Veränderungen - in der Mundhöhle? - am weichen oder harten Gaumen? - im Rachen? - der Zunge?

Zähne und Zahnfleisch (KK III, 211 - 247) (EK, 439 - 455)	*Symptome* an den Zähnen	❑ Zahnbeschwerden? - häufige Zahnarztbesuche? - welche Beschwerden wurden behandelt? - Karies? - Wurzel- oder Zahnbefall? ❑ Empfindungen? - Jucken? - Kälte? - Hitze? - Klopfen? - Schmerzen? - Brennen?
	am Zahnfleisch	❑ Zahnfleischbluten? ❑ Geschwüre? ❑ Herpes? ❑ Aphthen? ❑ Röte? ❑ Blässe? ❑ Jucken? ❑ Ziehen?
Appetit (KK III, 417 - 486, **420 - 424)** (EK, 500, 540 - 543)	*Symptome*	❑ Abneigung gegen bestimmte - Speisen? - Getränke? ❑ Verlangen nach bestimmten - Speisen? - Getränken? ❑ Heißhunger tagsüber, nachts? ❑ Schnelle Sättigung? ❑ Unverträglichkeit welcher - Speisen? - Getränke? ❑ Welche Beschwerden treten nach dem Essen auf? ❑ Welche Beschwerden können durch Essen beseitigt werden?
Durst und Durstlosigkeit (KK III, 437 - 441) (EK, 498 - 501)	*Symptome* Durst	❑ bei Hitze? ❑ bei Kälte? ❑ nach Schweiß? ❑ Verlangen nach - kalten Getränken? - warmen Getränken?

		❑ Große Schlucke? ❑ Kleine Schlucke?
	Durstlosigkeit	❑ nur bei Hitze? ❑ nur bei Fieber? ❑ bei trockenem Mund? ❑ bei feuchtem Mund?
Geschmack (KK III, 190 - 197, 204 - 206) (EK, 410 - 416, 428 - 430)	*Symptome*	❑ Was für ein Geschmack im Mund? ❑ Während des Essens? ❑ Außerhalb der Essenszeit? ❑ Morgens besonders?
Aufstoßen (KK III, 424 - 436) (EK, 489 - 495)	*Symptome*	❑ Aufstoßen von Speisen mit/ohne Geschmack, welcher Geschmack? ❑ Aufstoßen von Flüssigkeiten mit/ohne Geschmack, welcher Geschmack? ❑ Im Mund läuft Wasser zusammen? ❑ Sodbrennen? ❑ Saures Aufstoßen? ❑ Aufsteigen von Säure im Hals mit Brennen?
Singultus (Schluckauf) (KK III, 469 - 470) (EK, 516, 517)	*Symptome*	❑ Häufig? ❑ Schmerzhaft (wo?)? ❑ Abhängig vom Essen/Trinken? ❑ Mit Gemütsveränderung? ❑ Mit Atemstörung?
Übelkeit (KK III, 472 - 482) (EK, 533, 539)	*Symptome*	❑ mit Brechreiz? ❑ mit Brechwürgen? ❑ mit Erbrechen? - welche Stoffe? - welcher Geschmack? ❑ mit Schwindel?
	Lokalisation	❑ im Magen? ❑ im Kopf? ❑ im Mund?
Magen (KK III, 417 - 486, 487 - 512) (EK 483 - 546)	*Symptome*	❑ Schmerzen? ❑ saures Aufstoßen? ❑ Völlegefühl? ❑ Schwer wie Stein? ❑ Zusammenziehen, Krämpfe?

	Lokalisation	❑ Im Magen? ❑ Im Oberbauch?
Bauch (KK III, 513 - 602)	*Symptome*	*(vgl. Magen)*
(EK 547 - 609)	*Lokalisation*	❑ Oberbauch? ❑ Nabelgegend? ❑ Rechte oder linke Seite? ❑ Hüfte oder Lendengegend? ❑ Unterbauch? ❑ Im ganzen Bauchbereich?
Der äußere Bauch (KK II, 143 - 172) (EK, 1296 - 1335)	*Symptome*	❑ Hauterscheinungen - Juckreiz? - Schmerzen? ❑ Berührungsempfindlichkeit? ❑ Schmerzempfindlichkeit? ❑ Druckempfindlichkeit?
Blähungen (KK III, 524 - 533) (EK, 548, 606)	*Symptome*	❑ Blähungsstau? ❑ Abgang von Winden - durch Aufstoßen? - durch den After? ❑ Welcher Geruch? ❑ Magen-/Darm-Poltern - hörbar? - nur spürbar? - mit Schmerzen?
Stuhl (KK III, 615 - 666) (EK 639 - 648)	*Symptome*	❑ Konsistenz des Stuhls - hart? - weich? - blutig? - schleimig? - knotig? - besonders gefärbt? - wie riechend?
	Begleitsymptome	❑ Krämpfe? ❑ Blähungsabgang? ❑ Aufstoßen? ❑ Übelkeit? ❑ Schwindel? ❑ Vor, während, nach dem Stuhlgang?

After und Mastdarm (KK III, 603 - 650) (EK, 610 - 638)	*Symptome*	❑ Obstipation? ❑ Diarrhöe? ❑ Empfindungen am After - Jucken? - Brennen? - tagsüber oder nachts? - vor oder nach dem Stuhlgang? ❑ Befund am After - Hämorrhoiden? - Ekzeme? - Spürt der Patient sie selbst? - Rötung? - Vorfall?
Harnorgane und Urin (KK III, 665 - 730) (EK, 649 - 697)	*Symptome*	❑ Beschaffenheit? ❑ Bodensatz? ❑ Formen des Harndrangs und Wasserlassens - Polyurie? - Pollakisurie (tagsüber, nachts)? - bei Harndrang langes Warten bis Beginn? - unterbrochener Harnstrom? - Nachtröpfeln?
	Begleitsymptome	❑ Brennen? ❑ Ziehen? ❑ Tenesmen? ❑ Imperativer Harndrang? ❑ zu Beginn, während, am Ende des Wasserlassens? ❑ nach beendigtem Wasserlassen? ❑ vor dem Wasserlassen?
Geschlechtsteile (KK III, 731 - 803) (EK, 698 - 749)	*Symptome* Männer	❑ Geschlechtskrankheiten - wann? - welche? - welche Behandlung? - welche Zeitdauer? - Rezidive? - wann wieder gesund? ❑ Geschwulstbildungen? ❑ Leistenbruch? ❑ Wasserbruch? ❑ Hodenbruch? ❑ Hauterscheinungen? ❑ Reizerscheinungen?

	❑ Juckreiz? ❑ Sekrete aus dem Penis? ❑ Stuhlgang morgens vor oder nach dem Wasserlassen? ❑ Impotentia coeundi? ❑ Impotentia generandi? ❑ Erektion - schwach, zu schwach? - zu kurz? - unvollständig? - schmerzhaft? - mit, ohne sexuellem Bedürfnis? ❑ Ejakulation - vorzeitig? - schmerzhaft?
Frauen	❑ Menses - wann war die erste Menstruation? - wann war die letzte Menstruation? - Stärke? - Häufigkeit? - Regelmäßigkeit? - Dauer? - Farbe? - Beschaffenheit? - Geruch? - Schmerzen? ❑ Charakter und Temperament vor, während und nach der Periode - reizbar? - erregt? - nervös? - weinerlich? - verbraucht? - erschöpft? - depressiv? - melancholisch? ❑ Fluor - Art? - Form? - Menge? ❑ Organgefühle im Uterus und an den Eierstöcken - Ausstrahlungen? - Juckreiz?

		❑ Operationen? ❑ Zwischenblutungen? ❑ Fehlgeburten? ❑ Wieviel Schwangerschaften?
Geschlechtstrieb (KK III, 748 - 750 männl., 775 - 776 weibl.) EK, 702, 703, 747 männl., 775, 776 weibl.)	*Symptome*	❑ Empfindungen - stark, schwach? - Mangel? - Impotenz? - ejaculatio praecox? ❑ Sind Beschwerden damit verbunden - vor, nach dem Koitus, Samenerguß?
Erkrankungen der oberen Luftwege, Schnupfen (KK III, 139 - 187, 249 - 302, 309 - 403) (EK, 332 - 360, 457, 478, 750 - 825)	*Symptome*	❑ Verschließschnupfen? ❑ Stockschnupfen? ❑ Wie ist der Nasenschleim? ❑ Wie oft Niesen? ❑ Trockenheit? ❑ Verstopfung? ❑ Besonders tagsüber oder nachts?
Atembeschwerden (KK III, 331 - 352) (EK, 766 - 780)	*Symptome*	❑ Kurzatmigkeit? ❑ Großes Rauschen in der Lunge beim Atmen? ❑ Erstickungsanfälle? ❑ Angina pectoris? ❑ Beklemmungen? ❑ Beschwerden bei Belastung oder Ruhe? ❑ Rechts oder links besser beim Liegen?
Husten (KK III, 353 - 416) (EK, 781 - 824)	*Symptome*	❑ Hohler Husten? ❑ Krampfhafter Husten? ❑ Trockener Husten? ❑ Keuchhusten? ❑ Kitzelhusten? ❑ Auswurf - Konsistenz? - Farbe? - Geschmack? - Geruch? - Menge?
	Lokalisation	❑ im Rachen und Hals? ❑ am Kehlkopf? ❑ in der Luftröhre? ❑ in der Lunge? ❑ an den Seiten?

	Begleitsymptome	❑ Schmerzen? ❑ Atemnot? ❑ Luftmangel? ❑ Erstickungsgefühl?
Kehlkopf und Luftröhre (KK III, 267, 268) (EK, 750 - 765)	*Symptome*	❑ Krampfgefühl? ❑ Globusgefühl? ❑ Atemnot?
Äußerer Hals und Nacken (KK III, 303 - 308) (EK, 478 - 482)	*Symptome*	❑ Empfindungen - Spannungsgefühl? - Steifheit? - Taubes Gefühl? - Schmerzen? ❑ Berührungsempfindlichkeit? ❑ Druckempfindlichkeit? ❑ Schmerzempfindlichkeit? - an welcher Stelle? ❑ Hautveränderungen? ❑ Hauteffloreszensen? ❑ Tastbare Veränderungen? ❑ Schiefhals?
Brust (KK II, 201 - 292) (EK, 825 - 889)	*Symptome*	*(vgl. äußerer Hals)*
	Lokalisation	❑ In der Brust? ❑ Außen? ❑ An den Brustdrüsen und -warzen? ❑ In der Herzgegend, am Herz? ❑ In den Achselhöhlen?
Rücken (KK II, 293 - 386) (EK, 885 - 950)	*Symptome*	❑ Schmerzen? ❑ Steifheit? ❑ Verspannungen? ❑ Ziehen? ❑ Kälte? ❑ Hitze? ❑ Taubheitsgefühl? ❑ Hauteffloreszensen?
	Lokalisation	❑ Zwischen den Schulterblättern? ❑ Den Rücken entlang? ❑ Kreuz- und Steißbeinbereich? ❑ Nierengegend?

Obere und untere Extremitäten (KK II, 387 - 728) (EK, 951 - 1224)	*Symptome*	❑ Welche Beschwerden, Empfindungen? ❑ Wie lange? ❑ Wie ablaufend - in Wellen oder gradlinig?
Haut-erkrankungen (KK II, 143 - 200) (EK, 1297 - 1336)	*Symptome*	❑ Jucken? ❑ Brennen? ❑ Blasen? ❑ Flecken? ❑ Geschwüre? ❑ Empfindungen? ❑ Beschwerdeveränderungen - nach Berührung? - nach Kratzen? - nach Reiben? ❑ Bluten nach Kratzen? ❑ Entzündlich? ❑ Mit Eiter?
	Lokalisation	❑ An welchen Körperteilen?
Schlaf-beschwerden (KK I, 371 - 406) (EK, 1224 - 1245)	*Symptome*	❑ Gähnen? ❑ Spätes Einschlafen? ❑ Nächtliches Aufwachen? ❑ Wie oft Schlaflosigkeit? - Ursachen? ❑ Schläfrigkeit? - zu welchen Tageszeiten? ❑ Krankhaftes Einschlafen? ❑ Schlummersucht? - auch tagsüber? ❑ Beschwerden während des Schlafs? ❑ Träume - Inhalt? - Häufigkeit? - Wann? - Erinnerungsvermögen?

Fieber (KK I, 31 - 54, 84, 134, 499, 450; II 561; III 151) (EK, 1269 - 1284)	*Symptome*	❑ Frieren - vorher? - nachher? ❑ Starke Schweißausbrüche nach Hitze? ❑ Schweiß - Art und Beschaffenheit? - Farbe? - Geruch? ❑ Dauer der Fieberanfälle?
	Begleitsymptome	❑ Kopfschmerzen? ❑ Schweiße? ❑ Nasenbluten? ❑ Angst? ❑ Dauer der Begleitsymptome?

Zusammenstellung möglicher Modalitäten und Fragen zur Gemütsbeschaffenheit

Noxen • Gemütsbeschaffenheit des Patienten

Modalitäten sind alle Symptome, die einen Krankheitszustand verbessern oder verschlimmern können. Diese Symptome sind die individuellsten, die der Patient uns mitteilen kann, weil jeder Mensch auf äußere Einflüsse, Noxen, Verletzungen usw. anders reagiert.

▶ Aus diesem Grund können wir die Modalitäten als sehr hochwertig ansehen und sie als die individuelle Art der Antwort eines Organismus auf äußere Noxen definieren.

Unsere vertiefenden Fragen nach den Modalitäten richten sich in der Hauptsache nach den vom Patienten geäußerten Symptomen. Je mehr Modalitäten wir ins Auge fassen, um so wahrscheinlicher ist es, die Gesamtheit der Symptome zu erhalten. Im folgenden werden Modalitäten vorgestellt. Auch die sich anschließenden Fragen, die die Gemütsbeschaffenheit des Patienten betreffen, sind wesentlich für die vollständige Beurteilung.

▶ Jeder homöopathische Arzt muß aber über die Relevanz der von ihm zu stellenden Fragen an das ihm gegenübersitzende Individuum selbst von Fall zu Fall entscheiden.

Die im folgenden aufgeführten Faktoren sind in der Lage, einen Krankheitszustand lokal und auch allgemein zu bessern oder zu verschlechtern. Hier kann nur eine Auswahl von Symptomen vorgelegt werden, die aus Erfahrung häufiger auftreten als andere.

Tabelle 1: Modalitäten (KK I, 487 – 530; EK, 1336 – 1419, außerdem bei allen Organen und Funktionen)

Tageszeitliche Verschlimmerung und Besserungen aller Art	❑ Abhängig von - Jahreszeit? - Tageszeit? - Uhrzeit? - Mondphasen? ❑ Vor, während, nach - dem Stuhlgang? - Frühstück, Essen? - Menstruation usw.? ❑ Periodizität - täglich? - jeden 7., 14., 21. oder 28. Tag? - jedes Jahr? - immer zur gleichen Stunde?
Klima, Kalorik	❑ Temperatureinflüsse? ❑ Temperaturextreme (Kälte, Hitze)? ❑ Physikalische Anwendungen? ❑ Warmes, kaltes Waschen und Baden? ❑ Sonne? ❑ Bettwärme? ❑ Wetter (trocken, feucht, heiß, kalt, Regen, Schnee, Nebel, Wind, Luftzug, Gewitter [vorher – nachher])? ❑ Wetterwechsel? ❑ Bevorzugter Urlaubsstandort (Meer, Gebirge, am See, Fluß, auf Höhen, feuchte oder trockene Gegenden?) ❑ Kleidung im Sommer, Winter?
Luft, Wind	❑ Großes Verlangen nach frischer, kalter Luft? ❑ Zugluft? ❑ Empfinden im überheizten Raum (Atemnot?), im geschlossenen Raum, im Freien? ❑ Schlafen bei geschlossenem, offenem Fenster?
Ernährung	❑ Besserung vor, nach oder während dem Essen? ❑ Verlangen nach, Abneigung gegen Lebensmittel? ❑ Appetit, Hunger, Durst? ❑ Wann Heißhunger? ❑ Wie wird Fasten vertragen? ❑ Flüssigkeitsaufnahme (wieviel?, Vorliebe für kalte oder warme Getränke?)? ❑ Nahrungsaufnahme (wieviel?, Vorliebe für warme oder kalte Speisen?) ❑ Verhältnis zur Geschmacksqualität (süß, sauer, bitter, scharf, pikant?) ❑ Verhältnis zu Grundnahrungsmitteln (Salz, Fleisch, Fisch, Eier, Milch, Käse, Butter, Fett, Brot, Gemüse, Kuchen?) ❑ Unverträglichkeit von Nahrungsmitteln (Milch, Obst, Fett)? ❑ Besserung von Beschwerden nach Aufnahme bestimmter Nahrungsmittel? ❑ Unverträglichkeit von Genußmitteln (Alkohol, Kaffee, Nikotin) vor, während und nach dem Essen?

Tabelle 1: Fortsetzung

	❑ Besserung von Beschwerden nach Aufnahme bestimmter Genußmittel? ❑ Unverträglichkeit von Arzneimitteln?
Bewegung	❑ Ruhe? ❑ Folge von Schlaf? Schlafwandel? ❑ Bewegung? ❑ gewohnheitsmäßige Lagen? ❑ Empfindungen beim Liegen, Lagewechsel, Sitzen, Aufstehen, (langem) Stehen? ❑ Empfindungen im Vorwärtsbeugen, Bücken, Aufrichten und Drehen? ❑ Überanstrengung, Heben? ❑ Empfindungen beim Fliegen (Start/Landung?), im Auto, bei Schiffsreisen, im Aufzug, im Sessellift? ❑ Seekrankheit: einseitige Symptome, abwechselnd oder kreuzweise? ❑ Verschlimmerung oder Besserung beim Gehen, Aufwärtsgehen, Abwärtsgehen? ❑ Will getragen werden?
Sinneseindrücke	❑ Erschütterungen? ❑ Reiben, Kratzen? ❑ Berührung, Druck, Massage? ❑ Licht, Tageslicht, Sonnenlicht, Mondschein? ❑ Grelles Licht? ❑ Geräusche? ❑ Musik? ❑ Gespräche (auch mit mehreren Personen gleichzeitig?) ❑ Singen? ❑ Empfindlichkeit gegenüber Gerüchen, Geschmack, Schmerz? ❑ Empfindungen im Keller? ❑ Schwindelgefühl beim Ausblick von oben nach unten, von unten nach oben? ❑ Kleidung (enge Kragen, Gürtel, Kleider)? ❑ Entblößen? ❑ Schmerzablauf, Schmerzabklingen plötzlich, langsam?
Weitere Modalitäten	❑ Morgendliches Aufstehen, Baden und Waschen? ❑ Erbrechen? ❑ Anstrengungen (geistig und körperlich)? ❑ Folge von Durchnässung? ❑ Folge von Unterkühlung? ❑ Absonderungen? ❑ Verletzungen (Stich-, Schnitt-, Riß- oder stumpfe Verletzungen)? ❑ Erfrierungen? ❑ Verbrennungen? ❑ Fieber? ❑ Husten? ❑ Impfung? ❑ Kauen? ❑ Klimakterium? ❑ Gähnen? ❑ Niesen? ❑ Folge von Berühren, Kämmen und Schneiden der Haare?

Tabelle 1: Fortsetzung

	❑ Lachen? ❑ Folge von Narkotika? ❑ Unverträglichkeit von Rauch? ❑ Folge von Alkoholmißbrauch? ❑ Folge von Säfteverlusten? Welchen? ❑ Folge von sexuellen Ausschweifungen? ❑ Schreiben? ❑ Folge von Schwangerschaft? ❑ Stillen? ❑ Folge von Operationen, bei Hysterektomie und Mammaamputation? ❑ Zähne, »Zusammenbeißen«, Zahnung? ❑ Überfüllter, überheizter Raum?

Tabelle 2: Auskunft über die Gemütsbeschaffenheit

Gemütszustand in Vergangenheit und Gegenwart	❑ Welche waren die größten Freuden, der größte Kummer? ❑ Gab es keinen Kummer und keine Freuden? ❑ Wie ist es jetzt, und warum?
Geistige Funktionen	❑ Geistige Arbeit, Denken, Lernen, Konzentration? ❑ Zerstreutheit, Vergeßlichkeit?
Charakter	❑ Heiter? ❑ Ungeduldig, hastig? ❑ Gleichgültig, unempfindlich? ❑ Mißtrauisch? ❑ Ängstlich, furchtsam, schreckhaft? ❑ Verzweifelt? ❑ Unentschlossen? ❑ Weinerlich, verdrießlich, niedergeschlagen, traurig? ❑ Eigensinnig? ❑ Reizbar, Neigung zu Streitsucht, Aufbrausen? ❑ Aufgeregt? ❑ Nachtragend Menschen und Ereignissen gegenüber? Wie lange? ❑ Leicht gekränkt?
Aktivitäten	❑ Welche Rolle spielen die Aktivität, Betriebsamkeit, Beschäftigung, Arbeit? ❑ Welche Rolle spielen Ruhe, Urlaub, Faulheit?
Musik	❑ Welche Empfindungen? (»... Musik wird störend oft empfunden, weil sie mit Geräusch verbunden ...«)
Ordentlichkeit	❑ In Kleidung? ❑ Beruf? ❑ Privat?
Starke Gemütserregung	❑ Welche Beschwerden entstehen nach Zorn, Ärger, Schreck, Eifersucht? ❑ Welche Rolle spielt die Eifersucht, bei welchen Anlässen? ❑ Reaktionen bei Widerspruch, Rechthaberei, Tadel, Kritik?

Tabelle 2: Fortsetzung

	❑ Bei welchen Anlässen werden Sie ärgerlich, (jäh-)zornig, cholerisch? Geschieht dies leicht? ❑ Verschaffen Sie sich gerne durch Schreien Luft oder fressen Sie Ihre Probleme in sich hinein?
Prüfungssituationen	❑ Was geschieht vor Prüfungen, öffentlichen Auftritten, hohem Besuch o. ä.?
Gewissen	❑ Neigung zu Selbstvorwürfen, Gewissensbissen, eigener Schuldzuweisung?
Mißtrauen	❑ Ist das Mißtrauen leicht zu wecken? ❑ Eifersucht?
(Selbst-)Mitleid/ Sentimentalität	❑ Mitleid mit anderen Menschen? ❑ Bei welchem Anlaß besteht Selbstbedauern? ❑ Wie ausgeprägt sind Sentimentalität und Rührung?
Schwermut	❑ Wie ausgeprägt ist der Hang zum Grübeln, Niedergeschlagenheit, Schwermut? ❑ Aus welchem Anlaß? ❑ Kommt es vor, daß Sie sich mit unbegründeten Gedanken oder Vorstellungen plagen? ❑ Mit welchen?
Selbstvertrauen	❑ Aussagen über Selbstvertrauen, Zaghaftigkeit, Unentschlossenheit, Schüchternheit, Gehemmtsein, Selbstbewußtsein
Kontakt zu anderen Menschen	❑ Kommen Sie mit anderen Menschen gut zurecht (auch Familie, Verwandtschaft, Freunde)? ❑ Bedürfnis nach Anschluß oder Isolation? ❑ Behagen im kleinen Kreis oder unter vielen Menschen?
Menses	❑ Wie ist der Gemütszustand vor, während und nach den Menses?
Weinen	❑ Aus welchem Anlaß? ❑ Bringt Weinen Erleichterung oder Verschlimmerung?
Trost	❑ Verbessert sich der Zustand bei Tröstung oder verschlimmert er sich?
Glaube	❑ Angst vor dem Tod? ❑ Zweifel am Seelenheil? ❑ Religiöse Schwierigkeiten?
Angst und Furcht	❑ Vor dem Alleinsein? ❑ Vor Dunkelheit? ❑ Vor Gewitter? ❑ Vor Krankheit? ❑ Vor Tieren? ❑ Vor dem Sterben? ❑ Vor einem Unglück? ❑ Um andere? ❑ Daß »etwas« passieren wird? ❑ Furcht, etwas zu unternehmen? ❑ (Platz-)Angst in Menschenmengen, engen Räumen, Tunneln, Fahrstühlen?

Tabelle 2: Fortsetzung

Schlaf	❑ Häufiges Schlafwandeln früher oder jetzt? In bestimmten Mondphasen? ❑ Reden oder Schreien im Schlaf?
Lebenseinstellung	❑ Welche Empfindungen dem Leben gegenüber? ❑ Freude am Leben? ❑ Wunsch nach einem langen Leben? ❑ Wie denken Sie über den Tod? ❑ Gedanken an den Freitod?
Ursachen für die Beschwerden	❑ Unterdrückung von Gemütsbewegungen, Kummer, Freude? ❑ Äußere Einwirkungen: Kälte, Nässe, Feuchtigkeit, Sonne, Berge, Zugluft, nasse Füße, zu viel Essen, Verletzungen, Kränkungen, Beleidigungen? ❑ Arzneimittelmißbrauch? ❑ Unterdrückung von Hautausschlägen, Ausscheidungen durch Medikamente, Salben etc.? ❑ Unterdrückung von Hämorrhoiden, Fisteln, Ulzera, Tonsillen durch Antibiotika-Gaben? ❑ Infektionskrankheiten in der Vergangenheit? ❑ Weitere frühere Krankheiten: Unfälle, Operationen, Serumbehandlung, Fehlgeburten (auch pathologische Geburten), Röntgenaufnahmen? Impfungen? ❑ Schwangerschaftsbeschwerden bei der Mutter des Patienten, Geburtsverlauf, Arzneimittel während der Schwangerschaft und Geburt?

z. B. Im folgenden soll anhand einiger Symptome gezeigt werden, daß die Homöopathie eine individuelle Therapie ist, und sich zum Beispiel alle Symptome, auch bei der gleichen Krankheit, bei jedem Menschen anders äußern können. Außerdem werden Beispiele aufgeführt, die den Wert der Beachtung von Modalitäten aufzeigen.

Beispiel 1: Schwindel

Ein schon betagter Patient klagt über Schwindelanfälle. Um genauere Auskünfte über diesen Schwindel zu bekommen, stelle ich die oben aufgeführten Fragen. Es stellt sich heraus, daß der Patient nur im Liegen Schwindelgefühle hat, und zwar nur dann, wenn er den Kopf oder Teile des Kopfes, z. B. die Augen, bewegt. Ansonsten sei er beschwerdefrei. Er leidet seit 2 Monaten unter diesen Beschwerden. Übliche Allopathika blieben ohne Erfolg.
Bei *Kent* (KK I, 165; EK 107) ist für dieses Beschwerdebild **Conium** aufgeführt. Es ist dreiwertig. Der Schwindel verschwand nach 2 Tagen, ebenso die Polyneuropathie der Beine, und, was den Patienten besonders beglückte, seine Angst vor dem Alleinsein, die er bisher noch niemandem anvertraut hatte.

Beispiel 2: Nase und Geruch

Ein Patient suchte meine Praxis auf, da er keinerlei Geruchsempfindungen mehr hatte. Kurz vorher war er wegen einer dauernd rezidivierenden Sinusitis maxillaris 3 Wochen lang mit Antibiotika behandelt worden. Die Fieber-Kopfschmerzen und der starke Sekretionsfluß verschwanden daraufhin. Die Folge jedoch war, daß er selbst stärkste Gerüche nicht mehr wahrnehmen konnte. Ich verordnete zunächst eine Gabe Sulfur C 30 als Folgemittel nach Unterdrükkung durch Antibiotika, – jedoch ohne Erfolg. Weil immer noch etwas milder, nicht ätzender Nasensekretfluß vorhanden war, und der Patient ständig unter kalten Füßen und Durstlosigkeit litt, und er sich außerdem in einer weinerlichen Grundstimmung mit Selbstmitleid befand, bekam der Patient zunächst 4 Tage lang die 3wertige **Pulsatilla** D 3. Die ersten Geruchsempfindungen stellten sich ein. Anschließend verordnete ich Pulsatilla D 6. Nach 5 Tagen war der Patient fast wieder völlig fähig, Gerüche wahrzunehmen. Schließlich verordnete ich Pulsatilla D 12. Nach weiteren 8 Tagen war der Patient völlig beschwerdefrei und konnte das Arzneimittel absetzen.

Beispiel 3: »Besondere Symptome« (Modalitäten)

Ein Patient mit Pneumonie klagte über einen »Riesendurst« (KK III, 440, EK 499) mit Verlangen nach großen Mengen Flüssigkeit in großen Abständen. Ich verordnete **Bryonia,** was schnell zum Erfolg führte. Den Entschluß zu dieser Verordnung traf ich, weil der »Riesendurst« das besondere Symptom war. Es hätte auch in Kombination mit irgendeiner anderen Erkrankung auftreten können.

Beispiel 4: Modalitäten

Beschwerden in Folge von ...	**deuten immer auf ...**
kaltem Wind	**Aconitum napellus**
lokaler Unterkühlung auf kleiner Fläche	**Atropa belladonna**
Durchnässung und Unterkühlung	**Dulcamara**
Durchnässung, Unterkühlung und Anstrengung oder Trauma	**Rhus toxicodendron**
Nerveneinklemmung oder Verletzung des Nerven	**Hypericum**
stumpfem Trauma (Danach ist die Stelle, auf der man liegt, immer zu hart. Der Patient ist erschütterungsempfindlich und verlangt größte Ruhe.)	**Arnika**
Stichverletzungen	**Ledum palustre** (Bewegung verschlimmert)
Insektenstichen	**Apis** (bei Unruhe und Hyperkinetik)
Schwangerschaftsunterbrechung (psychisch und somatisch bedingt); Vergewaltigung; Inzest (mit seelischen Beschwerden) Widerliche Kohabitation	**Sepia**

Beschwerden seit ...	**deuten immer auf ...**
der Pubertät (gleich welche)	**Pulsatilla**
einem ungeheuren Schreck mit Furcht und Grauen	**Aconitum, Opium**
den Wechseljahren	(fast immer) **Lachesis**
Hysterektomie	**Sepia**

Besserung durch ...	**deutet immer auf ...**
Druck	**Lilium tigrinum, Silicea** u. a.
Druck und lokale Wärme	**Magnesium phosphoricum**
Druck und lokale Kälte	**Colocynthis** u. a.
Entblößen	**Nicotiana tabacum**
Fahren im Wagen	**Acidum nitricum, Argentum nitricum**

Verschlimmerung durch ...	deutet immer auf ...
Druck	**Apis, Hepar sulfuris, Lachesis**
Druck und lokale Wärme	**Bryonia**
Druck und lokale Kälte	**Colocynthis**
Entblößen	**Belladonna, Arsenicum album**
Abwärtsfahren (auch Landeanflug)	**Borax, Argentum nitricum**
Bewegung	**Bryonia, Belladonna**
Ruhe	**Rhus toxicodendron, Tarantula, Sepia, Sulfur** u. a.
fettes Essen	**Pulsatilla, Carbo vegetabilis, Cyclamen, Taraxacum**
Hülsenfrüchte	**Bryonia, Lycopodium, Natrium muriaticum**
Alkohol	**Nux vomica, Sulfur**
Unverträglichkeit selbst kleiner Mengen Alkohol	**Zincum metallicum**

Repertorisation und Abschluß der Anamnese

Repertorien • Kent • Leitsymptome

Am Ende einer erfolgreichen Anamnese kann der homöopathische Arzt sagen, er hat nach bestem Wissen und Gewissen jedes vorhandene Symptom, das für eine Mittelwahl angezeigt war, erfahren. Nun folgen die mechanischen Arbeiten: Das Repertorisieren und die Entscheidung über Dosierung und Darreichungsform des Arzneimittels.

Die **Repertorisation** ist ein wichtiger Bestandteil der Similefindung, denn das Repertorium ist ein Katalog der Arzneimittelprüfungssymptome, in dem aber auch Erfahrungen am Patienten und aus der Toxikologie, Berufsmedizin usw. mit aufgenommen sind. Die Anzahl der veröffentlichten Repertorien ist groß (*Kent, Bönninghausen, Hering, Knerr, Jahr* usw.). Der Grund dürfte unter anderem darin liegen, daß diese Autoren das Bedürfnis hatten, die beobachteten Symptome in einer Liste zu systematisieren. Ihre Erfahrung lehrte sie, daß die Fülle der Symptome die Kapazität des menschlichen Gedächtnisses überschreitet. Ihre Repertorien stellen den Versuch dar, sich die Arbeit zu erleichtern.

▶ Am praktikabelsten und in der Fachliteratur am häufigsten zitiert, ist in unserer Zeit *Kents* Repertorium, der, 1916 gestorben, einer der verhältnismäßig »modernen« Herausgeber ist, und noch eigene, relevante Arzneimittelprüfungen durchführte und veröffentlichte (auch: *Künzli, J., Barthel, H.:* Kent's Repertorium Generale, Barthel 1992, und *Barthel, H., Klunker, W.:* Synthetisches Repertorium, 3 Bde. Haug, Heidelberg 1974). Er bezieht *Hahnemanns* Arzneimittellehre und dessen »Chronische Erkrankungen« ebenso mit ein wie die Vergiftungsbilder aus der Toxikologie und Berufsmedizin.

Die Fülle der dargestellten Symptome hat ihre Vor- und Nachteile. Einerseits ist eine gewisse Unübersichtlichkeit zu beklagen, denn es sind auch Symptome aufgeführt, die nicht unmittelbar zu einer Mittelwahl führen, andererseits wurde der Gesamtheit aller Symptome Rechnung getragen. Dies unterstreicht, daß die Erkennung der individuellen

Zeichen die Grundlage für eine erfolgreiche Repertorisation ist. Je eindeutiger dieses Zeichen ist, um so eher ist es möglich, uns in Rubriken der Repertorien zurechtzufinden, die zum Teil 250 mögliche Arzneimittel für ein Symptom aufweisen.

- Es sei aber darauf hingewiesen, daß **kein** Repertorium vollständig ist (wenige Beispiele relevanter Arzneimittel wie *Aethiops antimonialis, Madragora, Myrtillocactus geometrizans* u.a. fehlen).

Unser Hauptaugenmerk ist zunächst vorurteilslos auf die Gesamtheit aller Zeichen gerichtet, im Lauf der Anamnese verdichtet sich aber unser Blick auf die absonderlichen, komischen, vielleicht physikalisch nicht denkbaren **Leitsymptome,** die wir wiederum möglichst vollständig erfassen und anschließend repertorisieren.

- Fanden wir 10 Leitsymptome, die alle die gleiche Wertigkeit besitzen, haben wir während der Anamnese nicht sorgfältig genug gearbeitet. Liegen uns aber nur 1 bis 4 deutliche Zeichen vor, und wir haben noch einige weitere Auffälligkeiten im Hinterkopf, so können wir mit unserer Leistung zufrieden sein.

Haben wir uns für das Arzneimittel entschieden, müssen wir die **Potenz** und die **Darreichungsform** festlegen. Auch hierzu benötigt der homöopathische Arzt Erfahrung. Je länger er homöopathisch praktiziert, um so weniger Zeitaufwand ist für die Anamnese, Arzneimittelfindung und Verordnung notwendig. Aber auch erfahrene Homöopathen stehen bei diffizilen Leitsymptomen manchmal lange vor einem Rätsel.

Beispiele einer homöopathischen Anamnese

»Vorbildung« des Patienten • der »rote Faden« im Bericht • Stichworte • Ambivalenzen

Unsere Patienten haben eine unterschiedliche homöopathische »Vorbildung«. Manche kommen zum ersten Mal in eine homöopathische Praxis und fragen sich insgeheim, insbesondere wenn wir uns nach den Modalitäten erkundigen, was denn ihre Mahlzeiten mit dem Husten, wegen dem sie gekommen waren, zu tun haben.

▶ Auch deshalb ist die vorherige Unterrichtung des Patienten über das Vorgehen während einer homöopathischen Anamnese so wichtig.

Für andere Patienten, die schon öfter eine homöopathische Praxis aufgesucht haben, sind diese Fragen Routine und sie kennen das gemeinsame Ziel. Sie liefern uns manchmal selbst den roten Faden und erleichtern uns damit die Arbeit.
Es geschieht jedoch oft auch, daß wir zunächst einmal »im Nebel« stehen und auf Anhieb keine oder auch zu viele, unwesentliche Stichworte aufgreifen, die uns nicht direkt über das Repertorisieren zum Arzneimittel führen, und wir müssen unsere gesamte Kenntnis der Arzneimittellehre zu Rate ziehen, um das Simile zu finden. Dies sollen die folgenden Beispiele zeigen.

Fallbeispiel 1

Die dreijährige Barbara wird von ihren Eltern aus einem Dorf in der Umgebung zu mir gebracht. Sie macht einen gesunden, kräftigen und resoluten Eindruck. Ihre Muskulatur ist für ihr Alter gut ausgebildet. Auf die Frage nach dem Grund der Konsultation antworten die Eltern:

»Es ist einfach irrsinnig, was das Madel zusammenhustet. Wir waren schon beim Haus-, Kinder-, Lungenfacharzt und in der Klinik. Keiner konnte ihr bei ihrem irrsinnigen Husten helfen.«
Das Mädchen war nicht scheu und beantwortete offen alle meine Fragen. Auch die Eltern machten einen aufrechten Eindruck auf mich. Bemerkenswert war, daß beide Elternteile ihr Kind begleiteten. Dies deutete bereits darauf hin, daß es sich hier wirklich um etwas sehr Unangenehmes und Schwieriges handeln mußte. Und so äußerte auch die Mutter, daß *»das nicht mehr zum Aushalten ist – für das Kind nicht mehr, und für uns auch nicht. Die Kleine hustet und hustet irrsinnig.«*

→ Meine erste Frage war, **wann** dieser Husten zum ersten Mal auftrat. Häufig erfahren wir dann direkt etwas über die **causa (cur?)**. Wenn nicht, muß man auch diese gründlich erfragen.
Bei der Dreijährigen trat der Husten vor zweieinhalb Jahren auf. Die Eltern erinnerten sich daran, daß zu diesem Zeitpunkt eine Keuchhustenimpfung durchgeführt wurde.
Diese Antwort bedeutet für den erfahrenen Homöopathen, daß es sich um einen Nosoden-Fall handeln könnte. Ich notierte zunächst »Pertussinum, geringste Dosis – hohe Potenz«.

Die Befragung ging dennoch weiter. Die Information über die Impfung war sicherlich wesentlich, aber unbedingt auch entscheidend?

→ Meine Fragen nach eventuellen Lungenerkrankungen oder Asthma im Familienstammbaum wurden verneint.

→ Anschließend stellte ich meine Fragen zu den **Modalitäten (quomodo?)**: Wann wird der Husten schlimmer, bei Tag, bei Nacht, am Morgen, am Abend, nach dem Essen, vor dem Essen, beim Hinlegen usw.? Die Mutter antwortete verzweifelt:

»Sie hustet immer, sie hustet ich weiß nicht wann, nicht ununterbrochen, aber zu allen Tages- und Nachtzeiten kommen Hustenanfälle, die einfach irrsinnig sind. Nachts ist es schon manchmal schlimmer. Wir wohnen in einem Bauernhaus, ganz allein, da kann man ja husten. Wenn wir in einer Mietwohnung wären, hätten wir jetzt sicherlich große Schwierigkeiten. Es ist irrsinnig, was die Kleine zusammenhustet.«

Ich erkundigte mich nach dem Trinkverhalten der Patientin, denn ich weiß, daß bei nächtlichen krampfhaften Hustenanfällen, die sofort besser werden, wenn man etwas Kaltes zu Trinken gibt, *Cuprum* das Mittel der Wahl ist, andererseits sich Hustenanfälle sofort beruhigen können, wenn man überhaupt etwas zu Trinken gibt - dann wäre *Spongia* angezeigt. Aber auch hier ergaben sich keine eindeutigen Symptome.
Auch meine Fragen nach den thermischen Modalitäten führten zu keinem deutlichen Ergebnis, obwohl alle Möglichkeiten abgefragt wurden (Tageszeiten, Jahreszeiten, ob verstärkter Husten, wenn die Patienten vom Warmen ins Kalte kommt oder umgekehrt).

→ Einen weiteren Hinweis könnte der Charakter der Hustenanfälle und der **Lokalisation des Hustenreizes (ubi?)** geben (im Hals wäre zum Beispiel *Hyoscyamus* angezeigt, in der Brust *Bryonia*). In diesem Fall war allerdings keine genauere Lokalisation möglich.

▶ Ein Kind ist mit Fragen nach der Lokalisation von Schmerzen überfordert. Es antwortet selbst bei Zahnschmerzen, daß es im Bauch weh tut. Das heißt, diese Fragen sind grundsätzlich an den begleitenden Elternteil zu richten.

→ Nach dem **Charakter (quod?)** des Hustenanfalls befragt, antwortete der Vater:

»Die Anfälle kommen ganz plötzlich und sind unheimlich stark. Sie tönen ganz irrsinnig, wie Trompetenstöße, und dauern so ungefähr 2 Minuten.«

→ Die Frage, ob die Patientin Atemnot bekäme, wurde verneint, außer wenn es sich um einen außergewöhnlich langen Anfall handelte. Aber es lag weder ein Erstickungshusten noch ein Keuchhusten vor, da sich die Gesichtsfarbe der Patientin beim Anfall nicht ins bläuliche veränderte. Ansonsten war das Kind nie krank.

→ Auch weitere Fragen zur **Ernährung** usw. brachten keine eindeutigen Hinweise.
Hier wird das Repertorisieren schwer.

→ Ich beschloß, mich nochmals mit dem **Charakter des Hustens (quod?)** auseinanderzusetzen. Die Eltern berichteten beide über die außergewöhnliche Heftigkeit:

»Wir haben mehrere Kinder und alle haben schon mal gehustet, aber keines so wie die Barbara: irrsinnig.«

Die Betonung der Heftigkeit zog sich wie ein roter Faden durch den Bericht der Eltern. Bei der Erwähnung des Begriffs »irrsinnig« machte ich mir jeweils einen Strich auf meine Karteikarte: Er wurde neunmal (!) genannt. Es war eigenartig, daß sie diesen Begriff immer wieder wählten. Das Kind war offensichtlich in einem Zustand, der weit über das Maß dessen, was man »Husten« nennt, hinausging. Diese Heftigkeit war ein eindeutiges Zeichen, welches ich nicht ohne Nachdenken erkannt habe, das zuletzt jedoch das entscheidende war. Beim Repertorisieren engte sich die Arzneimittelwahl schnell auf einige wenige ein: *Aconitum, Belladonna, Acidum*

nitricum und *Stramonium*. Meine Wahl fiel schließlich auf *Stramonium*.
Die Entscheidung traf ich nicht mit Hilfe eines Repertoriums, sondern aus meiner Kenntnis der Arzneimittellehre heraus.

▶ Informationen darüber, welches der genannten Arzneimittel das überragende an Heftigkeit, insbesondere bei einem Anfall darstellt, können wir nicht aus einem Repertorium beziehen, da diese hierzu keine Aussagen machen.

Der homöopathische Arzt entwickelt jedoch mit der Zeit ein Gespür für die Materia medica.

Über *Stramonium* wissen wir, daß die toxische Wirkung ihrer Frucht plötzlich, ja fast gewalttätig und deshalb sozusagen irrsinnig ist. Sie kann einen zu jeder Tages- und Nachtzeit überfallen. Auch die Pflanze selbst hat diesen Charakter. Sie beginnt plötzlich zu wuchern und entwickelt eine riesige Blüte, die um Mitternacht so »irrsinnig« duftet, daß man sich nicht im Zimmer aufhalten kann, ohne daß dies zu starken Kopfschmerzen führt.

Das Symptom von *Stramonium*, das Plötzliche, Heftige, Unglaubliche, »Irrsinnige«, diente mir also als Wegweiser zum richtigen Arzneimittel. Da das Mädchen eine kräftige Konstitution hatte, verordnete ich *Stramonium* LM 6.

▶ Man sollte allerdings bei *Stramonium* immer bedenken, daß es sich hierbei um ein außerordentlich starkes Arzneimittel handelt. Es darf niemals bei langsamen oder zarten Krankheiten gegeben werden, und auch niemals bei Menschen, die eine zarte Konstitution aufweisen. Die Beschwerden dieser Dreijährigen verschwanden völlig und auf Dauer.

Fallbeispiel 2

Eine 45jährige Patientin, die etwas mager und nervös erschien, berichtete, daß sie vor zwei Jahren einen Autounfall hatte. Dabei ist sie körperlich, abgesehen von wenigen Blutergüssen, nicht zu Schaden gekommen. Sie erlitt kein Schleudertrauma, keine Knochen- oder Gelenkverletzungen, auch keine inneren Verletzungen. Die klinischen Untersuchungen ergaben keinen pathologischen Befund.
Dennoch klagte sie über Beschwerden, die in den letzten Monaten deutlich zugenommen hatten und trotz mehrfacher ärztlicher Behandlung anhielten. Ihr selbst fiel dabei auf, daß der größte Teil dieser **Beschwerden nicht im somatischen, sondern im mentalen Bereich** lagen. Sie beschrieb die Beschwerden als
»konträr: wie Krieg und Frieden. Ich hatte schon etwa eine Woche nach dem Unfall immer besseren und größeren Appetit. Trotzdem habe ich in den letzten zwei Jahren 4,5 kg abgenommen.«

Eine Untersuchung des Hormonspiegels und der Schilddrüsenwerte waren unauffällig.
Weiter berichtete sie über **starke Neuralgien**, die etwa 1 Monat nach dem Unfall abwechselnd an den Extremitäten und im Gesicht auftraten und mit einer ungeheuren Unruhe einhergingen, so daß sich die Patientin viel bewegen mußte. Diese Neuralgien hatten einen krampfhaften Charakter. Sie beschrieb sie als
»blitzartig reißend und schlimmer in Ruhe, besonders in Bettwärme, besonders aber auch schlimmer bei Kälte.«

Bei festem Druck und Wärme stellte sich eine Besserung ein. Die Beschwerden waren meist sowohl mit als auch ohne medikamentöse Behandlung rasch wieder verschwunden, kehrten aber regelmäßig alle 3 Wochen fast pünktlich wieder zurück.

Ihre **Unruhe** und Aktivität äußerte sich auch in einer übertriebenen Aufwendung an Energie, wenn sie eine Reise plante:
»Reisen ist das Schönste auf der Welt!«

Außerdem berichtete sei, daß sie in der letzten Zeit sehr **streitsüchtig** sei,
»was mir früher nie passiert ist. Ich möche einfach mit dem Kopf durch die Wand, selbst dann, wenn mir selber klar ist, daß das, was ich machen will, falsch ist. Das geht so weit, daß ich, bloß weil ich plötzlich Lust auf etwas Süßes habe, mir sofort etwas kaufe oder mir im Notfall auch was klauen muß. Manchmal, wenn mir etwas nicht paßt, schlage ich einfach mit dem Kopf gegen die Wand.«

Im Grunde fühlte sie sich aber, trotz der dauernden Unruhe und der Aggressivität, **körperlich sehr müde** und besonders in den Beinen schwach, so daß sie noch nicht einmal einen kleinen Spaziergang unternehmen wollte, obwohl die frische Luft Besserung brachte.
Sie hatte **Angst vor einem Unglück**. Bei einem ganz ernsthaften Nachdenken über ihre Krankheit fühlte sie sich zwar körperlich besser, doch wuchs bei ihr immer mehr die Überzeugung, daß ihr seelischer Zustand unheilbar sei. Die einzige Lösung erschien ihr das Gefühl der Geborgenheit, Liebe und Erotik zu sein. Sie hatte dennoch ihre Verlobung nach drei Jahren gelöst, da sie Angst hatte, von ihrem zukünftigen Lebenspartner verlassen zu werden, und sie wagte aus diesem Grund auch keine neue Beziehung mehr einzugehen. Dennoch hatte sie ganz lebhafte und heftige Träume in dieser Richtung, wobei sie sich erinnerte, daß sie etwas sagen möchte, aber unfähig ist, sich zu äußern. Danach stellte sich immer eine **Melancholie** ein, in der sie über eine verlorengegangene Geborgenheit trauerte.
Besserung stellte sich beim **Schreiben** ein. Sie schrieb viele Briefe und auch kleine Geschichten.

Die Patientin war sehr **gesprächig und lebhaft**, deutete jedoch gleichzeitig an, daß es ihr schlechter ging, je mehr sie sprach. Daraufhin stellte sie ihren Bericht ein. Noch während des Gespräches zeigte sich eine leichte **Schweißbildung im Gesicht** mit einem für die Nase deutlich säuerlichen Geruch.
Während des Berichts machte ich mir zahlreiche Notizen. Zunächst konnte ich keine näheren Zusammenhänge erkennen, die mir die Entscheidung über die Wahl eines Arzneimittels erleichterten. Erst nach einiger Überlegung entdeckte ich interessante Ambivalenzen: Der Appetit stand im Gegensatz zum Gewichtsverlust, die körperliche Schwachheit konkurrierte mit der Unruhe und Reiselust, die Angst war mit dem aggressiven Verhalten unvereinbar, die **Sehnsucht nach Liebe und Geborgenheit** widersprach extrem der **Angst vor Partner- und Liebesverlust**. Solche Ambivalenzen weist in dieser krassen Form nur ein einziges Arzneimittel auf: *Magnesium carbonicum*. Eine Charakteristik dieses Arzneimittels soll dies im folgenden erläutern:

Die Arzneimittellehre wirft ein Licht auf die biochemische Wirkung des *Magnesium*. Es reagiert leicht mit Sauerstoff – wir alle kennen den wirkungsvollen Effekt, wenn *Magnesium* bei einem Feuerwerk, in der Fotografie als Blitzlicht, oder ähnlichem verbrannt wird. Es sendet dann ein sehr starkes Licht aus. Bei der Photosynthese der Pflanzen wirkt es auf der anderen Seite entscheidend mit, Lichtenergie durch Aufnahme von Elektronen zu binden und gleichzeitig Sauerstoff freizusetzen. *Magnesium* weist insofern ein biochemisch äußerst ambivalentes Verhalten auf.
Magnesium carbonicum mit seiner Hauptsubstanz, dem *Magnesium*, stellt also ein Mittel dar, das uns mit dem Frühling das satte Grün und damit die Hoffnung auf eine reiche Ernte gibt, im Herbst jedoch dafür sorgt, daß die Blätter fallen, so daß uns das Gefühl beschleicht, wir müßten alle Hoffnung verlieren. Hier verrät sich die Periodizität von *Magnesium carbonicum*, die sich in der Natur zwar im halbjährigen Rhythmus vollzieht, aber dennoch die Periodizität der 3wöchig auftretenden Neuralgien meiner Patientin widerspiegelt.

Für den Patienten läßt sich das Arzneimittelbild von *Magnesium carbonicum* am besten mythologisch erklären: Es handelt sich um die Geschichte der griechischen Götter Aphrodite und Ares. Aphrodite stellt die Verkörperung von Sehnsucht nach Liebe, Geborgenheit und Erotik dar. Ihre weichen, runden Körperformen sind Zeichen des Verlangens: Lippen, Zunge, Wangen und Mundhöhle repräsentieren die Sehnsucht nach Liebe, aber auch nach Speise – Symptome, die ich im großen Appetit der Patientin, auch nach Süßigkeiten(!), wiederfand.
Der Kriegsgott Ares steht für Zerstörung. Seine Attribute sind die harten Körperformen: Die Zähne, die beißen und zermalmen, und in der Aggression alles vernichten. Auch dies traf auf die Patientin mit dem Hang zur (Selbst-)Zerstörung zu.

Diese Erklärung über die griechischen Antagonisten schafften meiner Patientin auf Anhieb sehr viel Klarheit. Der Hinweis, daß Aphrodite und Ares eine gemeinsame Tochter zeugten, deren Name Harmonia war, schien ihr einen Lichtblick für ihre eigene Zukunft zu geben. Denn für sie bedeutete dies, daß Angst und Aggression durchaus nebeneinander existieren können, und daß Furcht und Intellekt keinen Gegensatz darstellen.
Ich verordnete *Magnesium carbonicum* zunächst 3–4 Tage D 12. Eine deutliche Besserung der Unruhe stellte sich ein, die Erstverschlimmerung blieb allerdings aus. Deshalb gab ich anschließend *Magnesium carbonicum* C 30 in sehr seltenen Gaben (4mal). Dies ließ alle ambivalenten Mentalsymptome im pathologischen Bereich verschwinden. Seitdem wirkt sie ausgeglichen, glücklich und lebensfroh und lebt angstfrei mit ihrem neuen Lebenspartner zusammen.

Offensichtlich wurde durch den Unfall das Innerste der Patientin lediglich nach außen gekehrt, und die Symptome wirkten als Zeichen eines inneren Chaos. *Magnesium carbonicum* half der Patientin vor allem, sich selbst wiederzufinden und ihr eigenes Wesen so weit zu erkennen und zu umgrenzen, um schließlich glücklich zu sein.

Da *Magnesium carbonicum* ein so außerordentliches Mittel darstellt, habe ich eine Repertorisation all der Symptome in *Tabelle 3* zusammengestellt, die verschiedene große Homöopathen für dieses Arzneimittel erforscht haben, und die mir die beschriebene Patientin ihrerseits zum großen Teil berichtete.

Tabelle 3: Repertorisation zu Magnesium carbonicum (K=Kent Repertorium; Ba=Barthel, Synthetisches Repertorium; Pasch=pers. Bericht von T. P. Paschero; die letzte Spalte gibt Auskunft über den Wertigkeit der Arzneimittel nach Kent)

Beschwerden durch Schreck	K	I/87	1
Ruhelosigkeit, innerlich	K	I/84	1
Ruhelosigkeit	Ba	I/812	2
Ruhelosigkeit, abends	Ba	I/815	2
Ruhelosigkeit, nachts	Ba	I/816	1
Furcht, daß sich etwas ereignen wird	K	I/42	1
Abweisende Stimmung	K	I/1	1
Saure Schweiße	K	II/56	3
Bettwärme verschlimmert	K	I/526	2
Abmagerung	K	I/407	1
Widerspenstig	K	I/146	1
Stiehlt Naschwerk	K	I/65	1
Furcht	K	I/40	1
Angst	K	1/3	2
Angst mit Furcht	K	I/6	2
Furcht vor Unglück	K	I/47	2
Streitsüchtig, Zanksüchtig	Ba	I/783	2
Gefühl der Verlassenheit	Ba	I/532	3
Glaubt sich nicht geliebt	Ba	I/532	3
Liegen verschlimmert	K	I/507	2
Unruhe treibt aus dem Bett	Ba	I/821	2
Verlangen zu verreisen	Ba	I/1004	2
Schlägt mit dem Kopf gegen die Wand	K	I/87	1
Große Schwäche	K	I/439	1
Periodizität	K	I/490	2
Widersprüchliches mentales und körperliches Verlangen	Pasch		
Reden verschlimmert alle Beschwerden	Ba	I/967	3
Schreiben bessert	Ba	I/4	3
Milch verschlimmert	K	I/514	2
Fleisch verschlimmert	K	I/513	2
Fleisch verschlimmert besonders während der Menses	K	I/511	3
Angst nicht gesund zu werden	K	I/8 u. 143	1 u. 1
Patienten, die auf dem Weg zur Selbstfindung sind, wenn Krankheitssymptome auftreten	Pasch		

Fallbeispiel 3

Ein **Colitis ulcerosa**-Patient war bereits dreimal aufgrund **akuter Schmerzen** (Krämpfe im Bauch und Meteorismus) mit dem Notarztwagen in eine Klinik eingeliefert worden. Dort wurde er zunächst konservativ mit Spasmolytika behandelt und konnte daraufhin das Krankenhaus wieder verlassen. Danach wurde er ambulant weiterbehandelt.

Der Patient hatte seit Beginn seiner Erkrankung (zwei Wochen vor der ersten Klinikaufnahme) 10 kg abgenommen. Er klagte über **Appetitmangel** und **Beschwerden nach Aufnahme unverträglicher Nahrungsmittel,** was zuletzt auch zu den Klinikaufenthalten geführt hatte.

Während seines Besuches in meiner Praxis trug ich über 70 Symptome zusammen, die alle unter die Arzneimittelbilder von *Sulfur*, *Quecksilber* und *Antimonium* fielen. Keines dieser Bilder zeigte in der Rangordnung etwas Vordergründiges, und weder *Quecksilber* noch *Sulfur* noch *Antimonium* brachten einen Erfolg – es stellte sich noch nicht einmal eine Erstverschlimmerung ein. Auch hier half wiederum nur die genaue Arzneimittelkenntnis, denn das Mittel der Wahl war eine Substanz, die in den meisten Repertorien nicht aufgeführt ist. Weder *Kent* noch *Hering* nennen das hier angewiesene Arzneimittel. *Stiegele* festigte ihm aber einen Platz unter den homöopathischen Arzneimitteln; ich verordnete *Aethiops antimonialis.*

> Bei *Aethiops antimonialis* handelt es sich um ein Arzneimittel, das sowohl *Sulfur* als auch *Antimonium* und *Quecksilber* in einer bestimmten chemischen Form enthält.

Zu Behandlungsbeginn verordnete ich *Aethiops antimonialis* D 3. Die Potenz wurde im weiteren langsam gesteigert.

Es war mir bis auf wenige Ausnahmen möglich, die medikamentös schwer zu beeinflussende Colitis ulcerosa mit diesem homöopathischen Arzneimittel erfolgreich zu behandeln. Auch die Beschwerden des hier vorgestellten Patienten verschwanden vollständig. Dieser Fall bewies aufs neue, daß die Kenntnis der Repertorien allein nicht ausreicht, um eine erfolgreiche homöopathische Therapie durchzuführen.

6 Anamnese besonderer Patientengruppen

Zu unserer Klientel zählen Patientengruppen, bei deren Anamnese wir einige Besonderheiten zu berücksichtigen haben. Kinder und ältere oder alte Menschen verlangen ebenso wie Borderline-Patienten, daß wir unser Verhalten und unsere Befragung auf ihre besonderen Bedürfnisse und Schwierigkeiten abstimmen. Für die homöopathische Anamnese aller drei Patientengruppen gilt, daß wir uns einerseits stark auf unsere Erfahrungen stützen müssen, und andererseits die Beurteilung dritter, zumeist der Angehörigen, in unsere Untersuchung mit einbeziehen müssen.

Homöopathische Anamnese bei Kindern

Kinder sind keine »Miniaturerwachsene« • Enwicklungsphasen

Kommen Kinder in unsere Sprechstunde, müssen wir uns, bevor wir die Anamnese erheben, fragen, ob Kinderkrankheiten anderer Natur sind als die Erkrankungen der Erwachsenen. Grundsätzlich scheint dies nicht der Fall zu sein. Dennoch verlangt die Behandlung von Kinderkrankheiten besondere Überlegungen, da es sich bei Kindern nicht um »Miniaturerwachsene« handelt.
Wir müssen insbesondere die jeweilige Entwicklungsphase erkennen, in welchem sich das Kind befindet: Kleinkinder zum Beispiel sind noch nicht fähig, genauere Angaben über die Qualität oder Lokalisation von Schmerzen zu machen. Manche Jugendliche tendieren dazu, sich durch ihr Benehmen oder ihre Kleidung in Außenseiterrollen zu begeben.
Auf ihre Persönlichkeit und ihre Beschwerden müssen wir ebenso vorurteilslos eingehen wie auf die anderer Patienten.

Das Gespräch mit Kindern und Eltern

»Objektive« Beobachtungen der Eltern • »Geheimnisse« der Kinder • Notlügen • »routinierte« Mütter • Beobachtungsgabe der Großmütter

Im **Säuglings- und Kleinkindalter** sind die Patienten noch nicht selbst in der Lage, unsere Fragen zu beantworten. Das heißt, daß viele für uns wichtige Fakten, wie sie zum Beispiel die Details zu den Modalitäten darstellen, nicht erhoben werden können.

▶ Unsere Erkenntnisse beruhen in erster Linie auf den Beobachtungen, die die Angehörigen, zum größten Teil die Mütter, vortragen.

Auch heute ist es noch üblich, daß die Mütter den engsten Kontakt zum Kind haben. Er bildet die Grundlage für einen objektiven Bericht, in welchem die Beschwerden des Kindes zwar mit einer subjektiven Färbung geschildert werden, das ständige Beisammensein von Mutter und Kind aber auch eine Sensibilisierung für Veränderungen im Befinden des Kindes mitbringt. Die Mutter kann jede Bewegung, jede Artikulation ihres Kindes deutlich differenzieren und ist damit in der Lage, ihre Beobachtungen »objektiv« wiederzugeben. Für den homöopathischen Arzt entfallen die sonst für die Simile-Findung wichtigen subjektiven Empfindungen. Auch die Causae sind in diesem Alter noch recht eingeschränkt.

Bei **älteren Kindern** kommt erschwerend hinzu, daß sie ihre kleinen »Sünden« vor den Eltern ganz gerne geheim halten.

z. B. So erinnere ich mich an einen kleinen Jungen, der im Winter im Eis eingebrochen war, völlig durchnäßt dem kalten Fluß entstieg und in seinen notdürftig ausgewrungenen Kleidern nach Hause lief. Am nächsten Tag lag er mit Husten, Schnupfen und Fieber im Bett, verheimlichte jedoch mir und seiner Mutter, was tags zuvor geschehen war. Erst sein Bruder, der ebenfalls auf dem Eis war, berichtete dann mit schlechtem Gewissen vom Unfall seines Bruders und so stellte sich heraus, daß der Junge einer ganz erheblichen Unterkühlung und Durchnässung ausgesetzt war. Ich verordnete daraufhin *Dulcamara,* welche auch prompt eine Besserung herbeiführte.

Die Kinder können die Folgen vieler kleiner absichtlich oder unabsichtlich begangener »Sünden« nicht einschätzen. Hierzu zählen zum Beispiel auch der Alkohol- oder Nikotinabusus.

▶ Im Gespräch können etwas ältere Kinder durchaus ernst genommen werden.

Die meisten Kinder können ab dem **8. oder 9. Lebensjahr** sehr selbständig antworten, Einzelkinder häufig schon ab dem 5. Lebensjahr. Letztere machen manchmal vielleicht den Eindruck, etwas altklug zu sein. Sie erwerben sich aber einfach durch ihren ständigen Kontakt zu den Eltern schneller die Fähigkeit, sich wie Erwachsene auszudrücken.

Ab dem **11. oder 12. Lebensjahr**, und damit kurz vor Beginn der Pubertät, neigen viele kleine Lausbuben oder eitle Mädchen zum Fabulieren. Wenn sie von ihrer Mutter begleitet sind, greifen sie ab und zu zur »Notlüge«, denn diese kann und darf ja auch nicht alles wissen. In einer solchen Situation ist es durchaus möglich, der Mutter freundlich mitzuteilen, daß man das Kind zum Abschluß der Anamnese gerne kurz »unter vier Augen« befragen möchte.

▶ Beim Gespräch unter vier Augen mit dem Kind erfahren wir häufig Dinge, die den familiären Hintergrund betreffen, und damit die Findung eines Arzneimittels stark erleichtern.

Die **Mütter** können sehr unterschiedlich auf die Fragen zur Krankheit ihres Kindes reagieren. Die einen schildern die erfragten Informationen sachlich und strukturiert, andere geben nur sehr ängstlich und emotional die erwünschten Auskünfte. Manche Mütter sind »routiniert«, da sie bereits mehrere Kinder großgezogen hat, andere sitzen uns vielleicht aufgrund der ersten Krankheit ihres einzigen Kindes gegenüber. Ein kritischer Blick auf die sozialen Umstände, die charakterlichen Eigenschaften und geistigen Fähigkeiten des begleitenden Elternteils sind zur richtigen Einschätzung der Auskünfte über den Patienten immer angebracht.

▶ Die elterliche Einschätzung der Leistung ihrer Kinder ist häufig einer objektiven Revision des homöopathischen Arztes wert.

z. B. Als glänzendes Beispiel kann hier die Beurteilung von Schulnoten der Kinder herangezogen werden – ein Thema, das wir selbst in unserer Schulzeit, vielleicht mehr als uns lieb war, durchstehen mußten. In der Anamnese bei Kindern ist also auch die eigene Erfahrung sehr relevant.

Auch bei dieser Anamnese halten wir uns an die übliche Abfolge der Befragung. Wir klären die Mutter über den Sinn und das Ziel unserer Befragung auf, stellen ihr den Ablauf der Anamnese dar und fordern sie dann auf, einen Spontanbericht zu geben. Daraufhin folgen Fragen, die weitere Beobachtungen und Einschätzungen der näheren Umstände, der Persönlichkeit und der Gewohnheiten ihres Kindes betreffen. Diese Fragen habe ich im folgenden Abschnitt zusammengetragen.

Homöopathische Standard-Anamnese bei Kindern

Im folgenden werden Fragen und deren Abfolge nur schematisch dargestellt. Wie bei jeder homöopathischen Anamnese kann auch bei der Anamnese von Kindern nur der Arzt selbst von Fall zu Fall den Schwerpunkt der Befragung bestimmen. Diese Zusammenstellung repräsentiert lediglich ein mögliches Raster von Fragen an die Mutter, das so oder in ähnlicher Form der Erfassung der Gesamtheit der Symptome dient:

- ❑ Normaler Schwangerschaftsverlauf?
- ❑ Normale Geburt, Geburtsdauer, Komplikationen?
- ❑ War die Entwicklung des Kindes normal, verlangsamt oder beschleunigt (Zeitpunkt des Krabbelns, Aufstehens und Laufenlernens, Zeitpunkt der Zahnung, Zeitpunkt des Sprechenlernens usw.)?
- ❑ Welche Schutzimpfungen, wann?
- ❑ Welche Krankheiten?
- ❑ Operationen, welche?
- ❑ Anfälligkeit für bestimmte Krankheiten (Ohren, Nase, Hals, Durchfall usw.)?
- ❑ Unverträglichkeit von bestimmten Nahrungsmitteln, Arzneimitteln, Blumen oder Blättern bei Kontakt mit der Haut?
- ❑ Ist das Kind ruhig oder unruhig?
- ❑ Ist das Kind pflegeleicht oder gibt es Schwierigkeiten in der Erziehung? Ist es sehr bestimmend oder zu brav?
- ❑ Friert das Kind ständig oder ist es ihm immer zu warm?
- ❑ Wenn das Kind herumtobt und spielt, ist es dann sehr schnell erschöpft und legt sich kurz auf den Teppich o. ä. schlafen?
- ❑ Wie ist seine Haut? Beim Säugling: Sehr empfindlich im Bereich der Analgegend oder der Blase? Zeigen sich entzündliche, eitrige Veränderungen, evtl. durch besondere Umwelteinflüsse wie Seife, Zahncreme o. ä.?
- ❑ Wie ist der Appetit des Kindes? Zeigt es besonderes Verlangen oder eine besondere Abneigung für bestimmte Speisen und Gewürze (Salz, Pfeffer, Paprika, Kräuter usw.)?
- ❑ Wie ist der Stuhlgang? Neigung zu Durchfall oder Verstopfung? Neigung zu Erbrechen (nicht nur bei falschem Essen, sondern auch bei psychischen Belastungen, z. B. Schelte, ungerechte Beurteilung einer bestehenden Situation)?
- ❑ Ist der Schlaf ruhig oder unruhig? Spricht das Kind im Schlaf? Knirscht es während des Schlafes mit den Zähnen oder schreit auf? Schlafwandeln?

▶ Während meiner langen praktischen Tätigkeit fiel mir immer wieder auf, daß neben den beiden Elternteilen auch die **Großmütter** über eine wunderbare Beobachtungsgabe verfügen. Auch diese Informationsquelle sollten wir bei der Befragung sehr ernst nehmen.

Der Einsatz unserer »natürlichen Werkzeuge« bei der Anamnese von Patienten im Kindesalter

Dieses Standardschema einer homöopathischen Anamnese wird insbesondere bei Kindern durch unsere eigene aufmerksame Beobachtung ergänzt. Unsere natürlichen Werkzeuge kommen dabei zum vollen Einsatz.

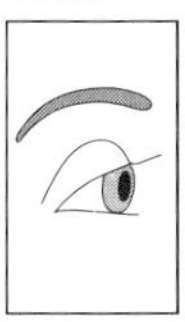

Unser **visueller Sinneseindruck** konzentriert sich auf die Haut. Wir nehmen den Turgor und den Tonus wahr, registrieren möglicherweise Fältchen oder die verschiedenartigsten Effloreszensen. Trockenheit der Haut bzw. Schweißstellen erkennen wir schnell, ebenso Intertrigo oder Pilzbefall. Wir prägen uns außerdem Haarwuchs und -farbe ein. Auch Fehlhaltungen und Fehlstellungen sind häufig auf den ersten Blick zu erkennen. Des weiteren erfaßt unser Auge sofort, ob das Kind zu langsamen oder zu lebhaften Bewegungen neigt. Ob sein Temperament eine agitierende oder eher retardierte Handlungsweise aufzeigt, ist leicht zu erkennen, ebenso ein aggressives oder destruktives Verhalten (vgl. Tab. 5).

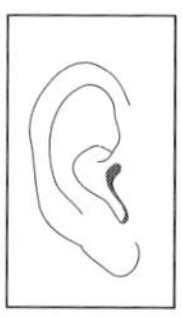

Der **akustische Eindruck** ist insbesondere bei Säuglingen und Kleinkindern noch unverfälscht und als Information wertvoll. Ein *Sulfur*-Kind beispielsweise gibt beim Entkleiden wonnigliche und jauchzende Ausrufe von sich, denn endlich kann es unbehindert strampeln. Unser Auge beobachtet dabei, wie es sich sofort mißmutig zusammenkrümmt, wenn es einen Luftzug verspürt.
Der Aufschrei geht durch Mark und Knochen, wenn wir ein *Hepar sulfuris* oder *Apis*-Kind an einer entzündeten Stelle berühren. Diese Kinder erregen bei noch unklaren Schmerzen durch ein leises Wimmern unser Mitleid.

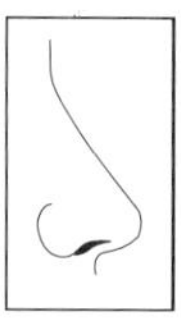

Unsere **Geruchseindrücke** sind gerade bei der Anamnese von Kindern ein untrügliches Zeichen. Bei *Calcium carbonicum*-Kindern begegnet uns der Geruch vom Saurem überall: im Schweiß, im Stuhl oder auch in seinen Kleidchen. Eine äußert unangenehme Ausdünstung der Kinderfüße weist uns schnell auf *Silicea* hin, haben wir den Geruch von angefaulten Eiern in der Nase, ist dies ein Zeichen für *Sulfur.*

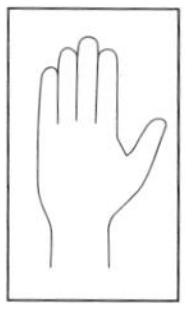

Die weitere Untersuchung bringt dann über das **taktile Erleben** bei der Palpation zusätzliche Aufschlüsse. Die Reaktionen der Kinder während der körperlichen Untersuchung ist sehr unterschiedlich. *Voegeli* nannte deshalb die Behandlung von Kindern einmal das »Eldorado der Homöopathie«. Gerade bei der körperlichen Untersuchung kann man deutlich die Konstitutions- und Temperamentsunterschiede bei den Kindern feststellen.
Das freche Kind läßt sich kaum untersuchen, da es mit Händen und Füßen nach Arzt und Begleitperson schlägt und tritt.
Das abweisende Kind will auf keinen Fall, daß die Mutter etwas von ihm erzählt. Deshalb unterbricht es ständig die Mutter. Wenn der Versuch, das Kind zu untersuchen, mit Wutausbrüchen unterbunden wird, ist *Natrium muriaticum* angezeigt. Kommt es zu einer körperlichen Untersuchung, ist diese bei solchen Kindern im Fortgang ohne weiteres möglich.
Ein Kind mit ähnlichem Verhalten, das nicht angesprochen werden will, geschweige denn untersucht, ja nicht einmal berührt werden will, braucht sicherlich *Antimonium crudum.* Dieses Kind will seine Ruhe haben.
Interessant ist das leicht beleidigte Kind: Es verträgt keinen Tadel. Bei der geringsten Zurechtweisung, auch während der Untersuchung, braust es auf oder bricht in Tränen aus *(Ignatia, Nux vomica).*
Das schüchterne Kind hängt schutzflehend an seiner Mutter und weint leise vor sich hin. Hier ist *Pulsatilla* das Mittel der Wahl. Erfährt man zusätzlich, daß das Kind auch in der Schule gegenüber robusten Mitschülern einen schweren Stand hat, läßt dies auch an *Phosphor, Silicea* und *Carcinosinum* denken. Letztere wehren sich gegen die Untersuchung, *Phosphor* und *Silicea* lassen sich nach gutem Zureden gut untersuchen.
Das liebebedürftige Kind schmiegt sich eng an seine Mutter, und läßt auch während der

Untersuchung deren Hand nicht los. Auch die andere Hand der Mutter sollte möglichst noch das Kind berühren.

Das zugängliche, freundliche Kind freut sich schon darauf, auf den Untersuchungstisch gesetzt zu werden. Alle Untersuchungen werden mit Interesse verfolgt. Dieses Kind zeigt nach Aufforderung seine Zunge, und läßt sich ohne Kommentar mit einem Spatel in den Hals schauen, es spielt mit dem Blutdruckmeßgerät und Stethoskop und verlangt nach Erklärung ihrer Funktionen. Für Kinder, die psychisch so ausgewogen sind, gibt es kein spezifisches Arzneimittel. Allerdings wissen wir, was hier **nicht** in Frage kommt: *Aconitum, Arsenicum album, Chamomilla, Nux vomica, Lycopodium* und *Hepar sulfuris.*

Das passive Kind läßt sich ebenfalls ohne Schwierigkeiten untersuchen. Die Interessenlosigkeit des Kindes interpretiert die Mutter häufig als Bravheit. Geben wir diesem Kind *Calcarea carbonicum,* wird das Kind schnell munterer, zeigt mehr Interesse und ist nicht mehr so »brav«.

Das ängstliche Kind geht seiner Mutter auf die Nerven. Es kommt schreiend in die Sprechstunde und bringt manchmal schon das ganze Wartezimmer durcheinander. Jede Bewegung des Arztes läßt es Böses vermuten. Dies steigert die Angst und Unruhe. Beschwichtigungsversuche sind sinnlos. *Aconitum* und *Arsenicum album* sind hier die hilfreichsten Mittel.

▶ Zu empfehlen ist Aconitum D 12, 1 Stunde vor dem Arztbesuch, insbesondere vor dem noch »fürchterlicheren« Zahnarztbesuch. Das Kind ist dann meist schon sehr ruhig.

Das unruhige Kind erfordert die meiste Geduld vom Arzt und von der Mutter. Es bewegt sich ständig in der Praxis hin und her, greift nach allen möglichen Dingen, und reißt so manches auch herunter. Die Mutter bemüht sich krampfhaft, das Kind zur Ruhe zu bringen, indem sie es festhält *(Chamomilla, Calcium phosphoricum, Zincum* u. a.).

Temperament und Charakter des Kindes

Das Verhalten der kleinen Patienten gibt uns sehr nützliche Hinweise. Wir beobachten, ob das Kind zum Beispiel nervös, freundlich, zugänglich, verschlossen, schüchtern, frech, dickköpfig oder abweisend ist. Altkluge Kinder können den behandelnden Arzt mit ihren intelligenten Fragen manchmal in die Ecke treiben (ein wichtiger Hinweis für *Lycopodium*).

Die folgende *Tabelle 4* gibt eine kurze Aufstellung von typischen Temperamenten und Charakteren und der zugehörigen Arzneimittel.

Zeitmodalitäten als wichtiger Faktor bei der Anamnese von Patienten im Kindesalter

Ein weiteres wertvolles Hilfsmittel, das wir bei der Anamnese von Kindern heranziehen können, stellen die Zeitmodalitäten dar. Eltern können überaus genau darüber Auskunft geben, um welche Uhrzeit sich Verschlimmerungen beim Kind einstellen. *Tabelle 5* gibt eine Übersicht über die Zeitmodalitäten der homöopathischen Arzneimittel.

Tabelle 4: Temperamente und Charaktere bei Kindern und die zugehörigen Arzneimittel

passiv	kein Widerstand, Interesselosigkeit, freundlich	Calcium carbonicum
liebebedürftig	hält dauernd die Hand der Mutter, schmiegt sich ständig an sie	Strychnos ignatia Pulsatilla patens
unruhig	kann nicht ruhig sitzen, will auf den Stuhl und wieder herunter, jagt im Sprechzimmer herum, etwas verzögerte geistige Entwicklung, viel Geduld ist notwendig	Calcium phosphoricum Chamomilla recutita Kalium bromatum Zincum valerianicum Amanita muscaria
ängstlich	kommt schon brüllend ins Sprechzimmer, zeigt ängstliche Unruhe, Beschwichtigungsversuche sind erfolglos	Aconitum napellus Acidum arsenicosum Chamomilla recutita Lycopodium clavum Strychnos nux vomica
schüchtern	klammert sich an die Mutter, weint leise vor sich hin	Pulsatilla patens Phosphorus
leicht beleidigt	verträgt keinen Tadel, bei Zurechtweisung Aggression oder Weinen	Strychnos ignatia Lycopodium clavatum Strychnos nux vomica Delphinium staphisagria Sulfur
Neigung zu respiratorischem Affektkrampf	sogenanntes Wegbleiben der Kinder, meist infolge einer Erregung oder eines Schrecks oder das Kind bekommt seinen Willen nicht erfüllt. Es wird blaß, verdreht die Augen und wird bewußtlos	Treten solche Zustände öfter auf, dann Strychnos ignatia D 30, 2 x pro Woche 1 Tabl. Opium D 30 ist angezeigt, wenn die Ursache der Affektkrämpfe eindeutig ein großer Schreck war
abweisend	lehnt jeden eigenen Bericht über seinen Zustand ab, unterbricht den Bericht der Mutter ständig mit Wutausbrüchen	Kind läßt sich sehr leicht untersuchen: Natrium chloratum Kind läßt sich nicht untersuchen: Stibium sulfuratum nigrum (Antimonium crudum)
aggressiv oder sehr frech	schreit, schlägt um sich, tritt nach seiner Umgebung, bringt die ganze Praxis bereits im Wartezimmer durcheinander, man hat den Eindruck, »schlimmer kann es nicht mehr werden«, kleiner, aber sehr starker »Chaot«	Bryonia cretica Chamomilla recutita Strychnos nux vomica Hepar sulfuris

Tabelle 5: Zeitmodalitäten der Verschlimmerung und die angezeigten homöopathischen Arzneimittel

Uhrzeit	Mittel
23.00 – 2.00 (um Mitternacht)	Aconitum napellus Acidum arsenicosum Drosera
0.00 – 2.00	Lycopodus virginicus
2.00 – 3.00	Ammonium carbonicum
3.00 – 4.00	Kalium stibyltartaricum
3.00 – 5.00	Kalium carbonicum Natrium sulfuricum
4.00 – 6.00	Lycopodium clavatum
9.00 – 11.00	Strychnos nux vomica
10.00 – 11.00	Natrium chloratum
11.00 – 12.00	Sulfur
12.00 – 16.00	Atropa belladonna
16.00 – 20.00	Natrium chloratum Lycopodium clavatum
17.00 – 22.00	Kalium bromatum
18.00 – 23.00	Atropa belladonna
während des gesamten Tages	Medorrhinum-Nosode
während der gesamten Nacht	Luesinum-Nosode, Cuprum

Compliance bei Eltern und Kindern

Darreichungsformen der Arzneimittel • Geschmack • »Liebesperlen«

Bei Kindern beschäftigt uns die Frage, wie die verordneten Medikamente zuzubereiten sind. Diese Überlegungen betreffen nicht in direkter Form die Anamnese; dennoch stehen sie bei dieser Patientengruppe in engem Zusammenhang mit der Arzneimittelfindung. In diesem Stadium ist es dann eventuell angebracht, den Eltern die verordnete Darreichungsform zu erläutern.

▶ Bei Kindern vermeiden wir, wenn möglich, alkoholische Dilutionen.

Die beste Compliance erreichen wir im allgemeinen mit Triturationen, Tabletten und Globuli. Diese Darreichungsformen haben den Vorteil, daß sie leicht süßlich schmecken. Einige Arzneimittelhersteller haben die Zubereitung von Arzneimitteln als Triturationen eingestellt.

▶ Ich empfehle daher entweder den Eltern, die verordneten Tabletten mit einem Mörser zu pulverisieren, oder ich weise den Apotheker auf dem Rezept an, die Verordnung seinerseits als Trituration zuzubereiten.

z. B.

Rp. Magnesium phosphoricum D 6, Tabl., 1 OP
fac triturationem
DS: 3 x tägl. 1 Msp.

Globuli stellen die beliebteste Form eines Medikamentes dar. Sie schmecken sehr süß (Rohrzucker). Diese kleinen »Liebesperlen« finden daher insbesondere bei unseren ganz kleinen Patienten einen großen Anklang, aber auch größere Kinder zeigen eine sehr gute Compliance.

▶ Bei Laktose-Intoleranz dürfen keine Triturationen und Tabletten verordnet werden, da deren Grundsubstanz Milchzucker ist. Homöopathische Arzneimittel sollten in diesem Fall als Globuli verordnet werden, denn diese bestehen aus Rohrzucker.
Bei Dextrose-Malabsorption sind Globuli kontraindiziert.
Eine Fruktose-Malabsorption stellt dahingegen für keine der drei Darreichungsformen ein Hindernis dar.

Homöopatische Anamnese im Dreiergespräch (Ehepaare bzw. Patienten mit Lebenspartner)

Irritationen • Ehekonflikte • Dominanz der Begleitperson

Es ist nichts Ungewöhnliches, wenn Ihr Patient in Begleitung des Ehe- oder Lebenspartners die Praxis besucht. Für den Arzt ist es mitunter hilfreich, wenn seine Patienten im Wartezimmer einen Gesprächspartner haben, dem sie vertrauen.

Beschränken sich diese Paare nicht auf das gemeinsame Warten, sondern betreten zu zweit Ihr Sprechzimmer, werden Sie es möglicherweise nicht einfach haben, denn eine homöopathische Anamnese zu dritt birgt Konflikte in sich. Ihre wichtigste Pflicht als homöopathischer Arzt besteht darin, sich dem Patienten als einem individuellen Ganzen zu widmen. Es geschieht leider häufig, daß die Begleitperson Ihres Patienten unaufgefordert in das Anamnesegespräch eingreift und seine subjektiven Beobachtungen kundtut. Dies hat zur Folge, daß Ihr eigener Eindruck vom Individuum beeinflußt wird und Sie in Ihrem Urteil irritiert, insbesondere, wenn die Begleitperson Ihrem Patienten widerspricht. Ein weiterer Nachteil besteht darin, daß Sie unter Umständen wesentlich mehr Zeit für die Anamnese benötigen, als anberaumt war.

Bei aller Frustration in solchen manchmal sehr komplizierten Situationen, insbesondere wenn es zu Streitigkeiten zwischen den Ehe- oder Lebenspartnern kommt, ist Verständnis und Einfühlungsvermögen erforderlich. Gehen Sie nie davon aus, daß sich das Ihnen gegenübersitzende Paar momentan im »Idealzustand« einer Ehe oder Lebenspartnerschaft befindet. Respektieren Sie in jedem Fall die Identität des Einzelnen und verurteilen Sie nicht von vornherein die Dominanz des einen oder anderen Partners. Erst, wenn diese Situation eine causa für den gesundheitlichen Zustand Ihres Patienten darstellt, ist Ihre Meinung diesbezüglich relevant.

Dennoch gibt es einige Tricks, um eine homöopathische Anamnese auch in Anwesenheit Dritter erfolgreich zu erheben:

- ☞ Weisen Sie beide Gesprächspartner im Vorfeld des Gesprächs darauf hin, wie wichtig es für die Genesung des Patienten ist, daß sich die Begleitperson nur dann äußert, wenn sie ausdrücklich darum gebeten wird.
- ☞ Stellen Sie die Begleitperson bei Bedarf in den Hintergrund oder an den Rand, indem Sie ihr z. B. einen Platz räumlich hinter Ihrem Patienten oder außerhalb seines und Ihres Blickfelds anbieten.
- ☞ Macht die Begleitperson ein Gespräch mit Ihrem Patienten völlig unmöglich, wäre es eine Überlegung wert, die Entrichtung eines zusätzlichen Obolus anzudrohen. Stellen Sie dabei die Berechnung jeder Antwort, die Sie der Begleitperson schuldig sind, in Aussicht.

> Aus juristischer Sicht ist es Ihrem Patienten freigestellt, ob er eine Begleitperson in Ihrem Sprechzimmer zuläßt oder nicht. Willigt er ein, haben Sie kein Recht, dagegen zu intervenieren.

Homöopathische Anamnese bei älteren Menschen

Arzt als Bezugsperson • Altern als natürlicher biologischer Prozeß • Gesundheitsberatung

Für ältere Patienten stellt der Arzt häufig eine der wenigen Bezugspersonen dar. Diesen Patienten müssen wir vermitteln, daß das Altern einen natürlichen biologischen Prozeß darstellt, den man auch positiv gestalten kann. Die präventive Gesundheitsberatung spielt dabei eine große Rolle.

Betritt ein alter Mensch unsere Praxis, muß uns bewußt sein, daß sein Geburtsdatum allein noch nicht viel über sein Alter aussagt. Es ist möglich, daß 95jährige Menschen ein körperliches und geistiges Erscheinungsbild haben, das uns nie auf den Gedanken kommen lassen würde, daß wir es mit einem so betagten Patienten zu tun haben. Auf der anderen Seite erleben wir 60jährige, die uns sehr alt erscheinen.

▶ Die **Einschätzung des Alters** bei älteren Patienten ist außerordentlich schwierig und hängt häufig von seiner augenblicklichen Lebenssituation ab.

Den älteren Patienten in diesem Kapitel einen besonderen Platz einzuräumen, hat seine Berechtigung. Es handelt sich um eine besondere Menschengruppe, die mit ganz spezifischen Schwierigkeiten konfrontiert und deshalb im Umgang mit ihrem Umfeld entsprechend sensibel ist. Zum einen sind häufig die Sinnesorgane der älteren Patienten geschwächt (Sehkraft, Hörvermögen), zum anderen fühlen sich viele Patienten aus ihrem früheren sozialen Umfeld ausgegrenzt.

▶ Dies bedeutet für den homöopathischen Arzt, seiner **Rolle als Bezugsperson** für die Patienten besonderes Gewicht zu verleihen.

Es gehört daher zu den wichtigsten Aufgaben des Arztes, dafür Sorge tragen, daß diese Patienten ihr Altern akzeptieren, daß sie diesem Lebensabschnitt die positiven Seiten abgewinnen, aber auch, daß sie letztlich den **Tod als einen natürlichen Vorgang** betrachten lernen.

▶ Altern ist ein natürlicher biologischer Prozeß.

Als Hausärzte kennen wir unsere Patienten oft ein Leben lang und haben manchmal bereits die Eltern und Großeltern behandelt. Anhand derartiger »erlebter« Anamnesen können wir Weiterentwicklungen familiärer Anlagen beobachten und den älter werdenden Patienten mit diesem Wissen bereits in Form einer **Gesundheitsvorsorge** therapeutisch unterstützen, indem wir ihn beraten. Wir können ihn auf Essensgewohnheiten oder seinen Umgang mit Genußgiften, aber auch auf seine Lebensweise aufmerksam machen, ihn auf Krankheiten hinweisen, deren Beginn wir bereits erkennen.

▶ Diese Gesundheitsberatung ist bei älter werdenden Menschen bereits Therapie.

Psychosoziale Schwierigkeiten älterer Patienten

Würde • mehrfache Benachteiligung älterer Menschen • Identitätskrisen • Eigeninitiativen fördern

Für ältere Patienten ist es von großer Bedeutung, daß sie trotz der zahlreichen Schwierigkeiten, die sich in diesem Lebensabschnitt ergeben, ihre Würde behalten.

Ältere Patienten fühlen sich **mehrfach benachteiligt**: Häufig empfinden sie sich poli-

tisch vernachlässigt, kulturell bevormundet und ökonomisch »nutzlos«. Unsere Gesellschaft ist vom Leistungsdenken bestimmt und von jugendlichen Leitbildern geprägt; eine Erfahrung, die älteren Menschen oft schmerzhaft ist. Hinzu treten persönliche Faktoren: Sie leiden unter Rollen- und Funktionsverlusten und unter dem physischen Abbau ihres Körpers. Dies kann zu Identitätskrisen führen und damit zur Überzeugung, daß sie als Person sinn- und hilflos sind. Durch mentale Störungen wie Vergeßlichkeit oder Entscheidungsunfähigkeit wird die Situation ebenso verschlimmert wie durch körperliche Behinderungen.
Mit einer ruhigen und besonnenen Vorgehensweise können wir dem Patienten die Beantwortung unserer Fragen erleichtern und ihn anregen, seine Symptome selbständig zu schildern. Der homöopathische Arzt ist oft eine der wenigen Bezugspersonen, die der Patient noch hat. Unser Verhalten muß dem Patienten zeigen, daß wir **ihn als Individuum erkennen und anerkennen**, und versuchen möchten, ihm aus seinem »Tief« herauszuhelfen. Alle Menschen, die sich für alte kranke Menschen engagieren, sollten sich darüber im klaren sein, daß auch sie einmal alt, zumindest aber älter werden können.

Mit beißender Ironie zeigt *Bernhard Shaw* auf, wie wir in jüngeren Jahren über das Altsein denken: »Wir werden nie alt, aber wir werden ständig älter. Eines Tages hört das Älterwerden auf, und dann fangen wir an zu verwittern.« Die Probleme des Altseins werden häufig verdrängt.

In den letzten Jahren konnten wir eine neue Tendenz beobachten. Der ältere Mensch rückt wieder mehr in den Mittelpunkt unseres Bewußtseins, mitunter auch aufgrund dessen, daß sich ältere Menschen in **Eigeninitiativen** zusammenschlossen, und ihre spezifischen Sorgen und Nöte an die Öffentlichkeit trugen (z. B. die Grauen Panther).

- ▶ Ergreifen ältere Patienten selbst Initiative, sollten Sie unterstützend eingreifen, und diese zu mehr Aktivität und Selbstbewußtsein in ihrer Lebensgestaltung raten. Ältere Menschen benötigen unsere Ermutigung nicht nur im medizinischem, sondern im ganzheitlichen Sinne.

Eine besondere Aufgabe ist es, das Vertrauen eines älteren Patienten zu gewinnen. Häufig steht er uns aufgrund seiner Lebenserfahrung skeptisch gegenüber. In diesem Fall ist es hilfreich, uns bewußt zu machen, daß für diese Personen ihre **Würde** eine besondere Rolle spielt. Wir müssen ihnen zeigen, daß wir ihre Persönlichkeit mitsamt ihren Gebrechen und Unzulänglichkeiten achten. Dies sollte auch verbal zum Ausdruck gebracht werden. Selbst vordergründig gut gemeinte, vertrauensheischende Phrasen wie »Na, Muttchen, wie geht's denn heut?« können auf alte Menschen äußerst beleidigend wirken.

- ▶ Auch ältere Patienten haben ein Recht darauf, daß wir sie als reife Menschen und damit als ernst zu nehmende Kommunikationspartner behandeln.

Alterskrankheiten

Multimorbidität • praktische Tips • atypische Krankheitsverläufe • Verlust der Körperintegrität • Abhängigkeit und Trennung vom Familienverband • Angst vor dem Sterben

Die Multimorbidität der Patientengruppe der älteren und alten Menschen erfordert ein besonderes Vorgehen in der Anamnese. Krankheiten im Alter weisen Eigentümlichkeiten auf.
Arthrosen, von denen auch jüngere Menschen betroffen sein können, zeigen im Alter einen anderen Verlauf. Erkranken ältere Patienten an Krankheiten, die in jedem Lebensalter auftreten können, zum Beispiel an grippa-

len Infekten, aber auch an schweren Entzündungen, setzen solche Erkrankungen dieser Klientel wesentlich stärker zu. Die **Multimorbidität**, das heißt, wenn mehrere körperliche und auch psychische Störungen zusammentreffen, ist charakteristisch. Hinzu kommen zumeist die bereits erwähnten Hemmnisse im sozialen Bereich. Die geringen Anforderungen an die alten Menschen, aber auch die durch Krankheit bedingte Bettruhe, rufen häufig nicht nur wachsende körperliche Beschwerden hervor, sondern verändern den Patienten auch in seiner **Psyche**. In der Folge stellen sich Depressionen, Verwirrungen o. ä. ein.

▶ Bei einigen Gebrechen können bereits ganz **praktische Tips** helfen, ein Stück Lebensqualität zurückzugewinnen.

Sehstörungen treten im Alter sehr häufig auf. Die Altersweitsichtigkeit läßt sich manchmal korrigieren, zum Beispiel durch eine Brille. Außerdem sind zum Lesen Bücher in Großdruck empfehlenswert. Der Patient sollte darauf achten, daß die Leselampe weder zu grell noch zu dunkel ist. Bei Nacht fühlen sich viele alte Menschen unsicher. Eine Dämmerungsleuchte kann in diesem Fall schnell Abhilfe schaffen. Auch das Hörvermögen ist oft stark beeinträchtigt. Jeder vierte Siebzigjährige leidet an Schwerhörigkeit, und kann hohe Töne nicht oder nur verzerrt wahrnehmen. Diese Störung wird von alten Menschen als besonders einschränkend empfunden. Sie fühlen sich isoliert bzw. entwickeln den Gesprächspartnern gegenüber Mißtrauen. Hinzu kommt, daß sie ihre Behinderung nicht gerne in Form eines Hörgerätes sichtbar machen wollen.

Für den homöopathischen Arzt bedeutet die Anamnese älterer Patienten, daß er deren Symptome im Vergleich zu denen jüngerer Menschen anders einschätzen muß.

▶ Die **Krankheitsverläufe** älterer Patienten sind häufig **atypisch.**

Eine Lungenentzündung oder ein Herzinfarkt können mit erregter Verwirrtheit beginnen – die typischen Beschwerden jedoch bleiben aus. **Ursache, Beginn und Verlauf** können sich deutlich von denen bei jüngeren Patienten unterscheiden: Bei Jüngeren finden wir häufiger kausale Momente, die von Außen wirken, bei Älteren und Alten wirken sie eher von Innen. In der Jugend sind die Ursachen häufig bekannt, im Alter mehr versteckt und verborgen, außerdem überlagern hier oft mehrere auslösende Momente.
Krankheiten, die in der Jugend plötzlich und akut auftreten, äußern sich im Alter oft schleichend und symptomarm. Ihr Verlauf läßt sich nicht immer prognostizieren. Oft schreitet sie weiter fort oder die Phase der Rekonvaleszenz verläuft ungleich verlangsamt.
Ursachen für körperliche Beschwerden finden wir im Alter verstärkt **im seelischen Bereich**. Der Verlust des Partners kann beispielsweise krankheitsauslösend wirken. Der Einsatz homöopathischer Arzneimittel ist gerade in solchen Situationen angezeigt.
Für die homöopathische Anamnese folgt daraus, daß wir auch vorsichtig eruieren, welche Ursachen seelischer Art in Fällen körperlicher Beschwerden in Frage kommen. Hierzu ein kurzes Beispiel:

z. B. Im Seniorenheim hat eine 86jährige, sehr sensible Patientin eine Grippe mit sehr schwerem Verlauf und erheblich verzögerter Rekonvaleszenz. Sie muß seit Beginn der Grippe dauernd weinen. Eine Begründung dafür ist nicht zu finden. An einem Samstagvormittag nehme ich mir Zeit und rede lange mit ihr. So erfahre ich, daß ihr ihre einzige in Europa lebende Tochter, die 10 km vom Seniorenheim entfernt wohnt, kurz vor Weihnachten mitteilte, sie könne ihre Mutter dieses Mal über die Festtage nicht nach Hause holen. Sie bekäme anderen Besuch. Dies wollte die alte Dame eigentlich niemandem erzählen. Nach ihrem Bericht erhielt sie eine Gabe **Natrium muriaticum** C 30. Innerhalb weniger Tage waren die Tränen zum Versiegen gebracht und eine restitutio ad integrum herbeigeführt.

▶ Verwenden Sie Hochpotenzen bei älteren Patienten immer nur in seltenen Gaben, da sonst die Reaktions- und Responsibilitätsfähigkeit des Menschen überfordert wird.

Schlafstörungen, Bewegungseinschränkungen, Bettruhe, Inkontinenz, Schmerzen, Pflegebedürftigkeit und verschiedene psychische Veränderungen bringen für die Patienten Probleme, auf die wir in der homöopathischen Anamnese verstärkt eingehen.

Die **Körperintegrität** solcher Patienten ist verletzt und, je nach Biographie, verändert sich das Selbstbild: Patienten, die viel gelesen haben, reagieren auf eine Sehstörung depressiver als auf eine Beinlähmung. Wer handwerklichen Hobbies den Vorzug gab, leidet verstärkter unter einer Lähmung der Hand als unter Schwerhörigkeit, die wiederum einen Musikliebhaber resignieren läßt. Inkontinente erleiden den Verlust der eigenen Kontrolle über eine Körperfunktion, Patienten mit Lähmungen verlieren ihre Autonomie. Die Erkrankten erleben ihre Zukunft als ungewiß.

▶ Aus diesen körperlichen Einbußen ergeben sich Störungen des emotionalen Gleichgewichts. Dies hat zur Folge, daß die Patienten häufig auch in der Wahrung ihrer Restaufgaben verunsichert sind.

Wir müssen uns dessen bewußt sein, daß sowohl die steigende **Abhängigkeit von der Familie** als auch die **Trennung** von ihr im Falle einer Einweisung in ein Krankenhaus oder in ein Seniorenheim für den Patienten eine Anpassung an neue Verhältnisse bedeuten. Die Ängste sind entsprechend groß.

Patienten, die in Seniorenheimen untergebracht werden sollen, fühlen sich oft zum »Pflegefall« degradiert, und in Fällen der Zwangseinweisung kommen zusätzlich juristische Probleme hinzu.

Jede Krankheit kann eine Krise mit Sorgen, und, bei lebensbedrohlichen Leiden, die **Angst vor dem Sterben** auslösen (vgl. Kap. Homöopathische Anamnese am Lebensende). Häufig sehen wir Patienten, die plötzlich alles als sinnlos erleben, und in ihrem religiösen Glauben und in ihrer Weltanschauung **instabil** werden.

Typische geriatrische Erkrankungen

Keine Überforderung des Patienten! • wesentliche Fragen • spezielle Fragen • Auflistung eingenommener Medikamente

Unsere Befragung richtet sich bei der Patientengruppe der älteren und alten Menschen hauptsächlich nach bestimmten Krankheitsgruppen, die als die typischen »Alterskrankheiten« gelten. Wir müssen dafür Sorge tragen, daß unsere älteren Patienten nicht durch unnötige Fragen überfordert werden.

Wir müssen uns bei älteren Menschen immer bewußt sein, daß sich ihre Reaktionsgeschwindigkeit in allen biologischen Vorgängen verlangsamt. Die folgende *Tabelle 6* verdeutlicht dies. Außerdem verändert sich die Hormonproduktion.

Tabelle 6: Durchschnittliche Regulations- und Funktionsablaufgeschwindigkeiten 75jähriger Menschen in %. Die Geschwindigkeiten von 100 % entsprechen denen eines 30jährigen. (Zitiert nach H.P. von Hahn: Das biologische Altern.)

Regulationsgeschwindigkeit des Blut-pH-Wertes	17 %
Anteil der Geschmacksknospen	35 %
Maximale kurzfristige Spitzenleistung	40 %
Maximale Sauerstoffaufnahme	40 %
Maximaler Exspirationsstoß	43 %
Gehirngewicht	43 %
Handmuskelkraft	56 %
Anteil der Nierenglomeruli	56 %
Vitalkapazität	56 %
Herzausstoß in Ruhe	70 %
Normale Dauerleistung	70 %
Zerebrale Zirkulation	70 %
Stoffwechsel	84 %
Körpergewicht	88 %

Diese Daten weisen auf die Krankheitsschwerpunkte des Alters hin: zerebrale Durchblutungsstörungen, Herzstörungen, allgemeine Schwächezustände, Schwindel, Zittern und viele, teilweise nur den Patienten selbst, zum Teil auch seine Umgebung belastende Störungen wie Störungen des Erinnerungsvermögens, Vergeßlichkeit, Konzentrationsunfähigkeit, örtliche und zeitliche Desorientierungen. Des weiteren sind häufig die Bronchien betroffen.

▶ Die Befragung unserer Patienten dieser Altersgruppe kann nur gelingen, wenn wir gezielte Fragen stellen.

→ Wir dürfen ältere und alte Menschen nicht überfordern, und sollten uns nach ihrem Bericht zunächst auf die folgenden **wesentlichen Fragen** beschränken:

- ❑ Verlief das Klimakterium mit starken Beschwerden (auch bei Männern)?
- ❑ Welche Krankheiten traten auf, welche Operationen wurden durchgeführt?
- ❑ Anfälligkeiten gegenüber Krankheiten, insbesondere Infektionskrankheiten in Hals, Nase, Ohren, Darm?
- ❑ Unverträglichkeit von Nahrungsmitteln, Arzneimitteln oder anderen Dingen?
- ❑ Besteht große Unruhe im Laufe des Tages?
- ❑ Besteht häufiges Ruhebedürfnis in Laufe des Tages?
- ❑ Sind die Nächte unruhig oder ruhig?
- ❑ Wie ist der Appetit?
- ❑ Wie ist der Stuhlgang?
- ❑ Wie ist das Verhältnis zu Wärme und Kälte? (bei dieser Patientengruppe besonders wichtig!)
- ❑ Wie ist das Verhältnis zu Ruhe und Bewegung?

→ Diese Fragen sind im allgemeinen vom Patienten gut zu beantworten. **Spezielle Fragen** ergänzen je nachdem, welche Beschwerden der Patient schildert, die **einzelnen Krankheitsbilder.**

Erkrankungen der Bronchien:

- ❑ Eigenschaften der abgesonderten Sekrete beim Husten
  - welche Farbe?
  - welcher Geruch?
  - Sind sie wundmachend?
- ❑ Wann findet der Husten statt
  - zur Tages- oder Nachtzeit?
- ❑ Besserung oder Verschlimmerung durch
  - Wärme?
  - Kälte?
  - Ruhe?
  - Bewegung?

Zerebrale Durchblutungsstörungen:

- ❑ Allgemeines Zerschlagenheitsgefühl?
- ❑ Traumata? (bei dieser Patientengruppe häufig von Innen auf Grund familiärer oder sonstiger zwischenmenschlicher Gründe!)
- ❑ Schwindel
  - bei Bewegung?
  - in Ruhe?
  - nur im Liegen?
  - bei Bewegung im Liegen?
- ❑ Besserung oder Verschlimmerung
  - bei Wärme?
  - bei Kälte?

Herzkrankheiten:

- ❑ Welche Beschwerden?
- ❑ Lokalisation?
- ❑ Ausstrahlung?
- ❑ Besserung oder Verschlimmerung
  - bei Wärme?
  - bei Kälte?
  - in Ruhe?
  - bei Bewegung?
- ❑ Beschwerden zur Tages- oder Nachtzeit?
- ❑ Stimmung des Patienten
  - melancholisch?
  - depressiv?
  - reizbar?
  - schlecht gelaunt?

Cave: Klinische Diagnose genau beachten!

Große Schwäche:
- ❑ Abhängig vom Zeitpunkt
  - besonders früh?
  - nach dem Essen?
  - nach dem Schlaf?
  - besonders in der Nacht?
  - nach Ärger?
  - nach körperlicher Belastung? (bei dieser Patientengruppe kann bereits ein Bad eine körperliche Belastung darstellen!)
- ❑ Besserung oder Verschlimmerung
  - bei Wärme?
  - Kälte?
  - in Ruhe?
  - bei Bewegung?
- ❑ Beschwerden zur Tages- oder Nachtzeit?

Schwindel:
- ❑ Bei Bewegung?
- ❑ In Ruhe?
- ❑ Nur im Liegen?
- ❑ Bei Bewegung im Liegen?
- ❑ Besserung oder Verschlimmerung
  - bei Wärme?
  - bei Kälte?
  - in Ruhe?
  - bei Bewegung?
- ❑ Beschwerden zur Tages- oder Nachtzeit?

Zittern:
- ❑ allgemeines Zittern?/ an den Extremitäten?/inneres Zittern?
- ❑ Besserung oder Verschlimmerung
  - bei Wärme?
  - bei Kälte?
  - in Ruhe?
  - bei Bewegung?
  - im Liegen?
- ❑ motorisches Zittern?
  - Hört das Zittern im Schlaf auf oder besteht es währenddessen weiter?

▶ Lassen Sie sich von Ihrem Patienten oder dessen Angehörigen eine genaue **Auflistung aller eingenommenen Medikamente** und der **Häufigkeit der Einnahme** aushändigen (allopathische und homöopathische Arzneimittel!). Mit dieser Erhebung erkennen Sie mögliche Arzneimittelwechselwirkungen! Beachten Sie die Inkompatibilitäten!

Die Angehörigen

Unsere Anamnese muß auch die Angehörigen des Patienten berücksichtigen. In vielen Fällen sind diese überlastet. Auch sie müssen neue Rollen übernehmen, häufig kommt es zu einer Machtumkehr innerhalb der Familie. Belastungen äußern sich darin, daß oft viel Zeit und Geld aufgewandt werden muß, um den Patienten zu Hause zu pflegen. Die Angehörigen sind in ihrer Berufstätigkeit, Freizeitgestaltung, im Tagesablauf und den gesellschaftlichen Kontakten möglicherweise eingeschränkt. Gesundheitliche Beeinträchtigungen können hinzukommen. Diese Situationen werden dann durch emotionale Einstellungen, zum Beispiel durch Gefühle der Hilflosigkeit, Resignation, Enttäuschung, Erschöpfung usw. verschlechtert. Nicht zuletzt sind Schuldgefühle oder alte, wieder aufflammende Konflikte Faktoren, die die Pflegenden und den Patienten schwer belasten können. (Über das Verhältnis zu Angehörigen und Krankenpflegern älterer Menschen vgl. *Hahnemanns Organon,* §§ 85, 91–98).

Verwirrtheitszustände im Alter

Auffälliges, unangepaßtes Verhalten • Katastrophenerlebnisse – Seniorenheime • Bevormundung • somatische Faktoren • Arzneimittel-Neben-/Wechselwirkungen

Verwirrtheit stellt ein besonderes Erschwernis bei der homöopathischen Anamnese älterer Patienten dar.

- Verwirrte Patienten zeigen ein **auffälliges und unangepaßtes Verhalten**: Sie stören, sind aggressiv oder werden handgreiflich, laufen unruhig hin und her, oder verlassen den Raum ohne ersichtlichen Grund. Auch massiv nörgelnde Patienten können zu diesem Patientenkreis zählen. Außerdem sind ältere Menschen zu berücksichtigen, die sehr undeutlich sprechen oder, aufgrund einer Schwerhörigkeit Sachverhalte nicht richtig einordnen können. Wer Selbstgespräche führt, insbesondere wer sich auf diese konzentriert, leidet häufig ebenfalls an einem Verwirrtheitszustand. Dasselbe gilt, wenn Patienten plötzlich ungekämmt oder ohne Zahnprothese in die Praxis kommen, einen ungewaschenen Eindruck machen oder inkontinent sind, dabei aber eine Körperreinigung verweigern. Weitere Auffälligkeiten sind Essensverweigerung, zwanghaftes Entblößen, Ängstlichkeit, weil man sich gefangen fühlt, Antriebslosigkeit mit Interesselosigkeit und retardierte Reaktionen, Uneinsichtigkeit der eigenen Krankheit gegenüber und Gedanken an Suizid.

Verwirrtheitszustände, auch geringer Art, sind häufig **Folgen von Katastrophenerlebnissen** im psychosozialen Bereich. Der Verlust von nahestehenden Menschen oder auch von Kapital können ebenso Ursache sein wie der Verlust von Selbstwertgefühl oder Lebenssinn. Auch biographische, zeitgeschichtliche oder gesellschaftliche Faktoren sollten wir bei der Anamnese alter Menschen berücksichtigen. Änderungen der zu Hause üblichen Schlaf- und Eßgewohnheiten infolge einer Einweisung in ein **Seniorenheim** können ebenso zu Verwirrtheit führen. Hinzu kommt das Verhalten der Ärzte, Pflegenden oder Angehörigen dem Patienten gegenüber, wenn sie diese Verwirrtheitszustände erkennen. Eine **Bevormundung** oder gar Stigmatisierung drängt die Patienten häufig noch mehr in die Isolation.

Neben die geschilderten Ursachen für Verwirrungszustände treten **somatische Faktoren**, die den Zustand auslösen oder deutlich verschlimmern können. Hierzu zählen Stoffwechselerkrankungen wie Diabetes, Vitamin-, Hormon- und Eisenmangel, Durchblutungsstörungen wie Herzschwäche oder Blutdruckschwankungen, Sauerstoffmangel, neurologische Erkrankungen und Störungen infolge von Unfällen oder Vergiftungen. Auch Narkosen können Verwirrtheit auslösen.

Eine letzte Ursache für Verwirrtheitszustände kann in einer **Arzneimittel-Neben- oder Wechselwirkung** liegen. Infolge der im Alter häufigen Multimorbidität werden oft mehrere Arzneimittel gleichzeitig verordnet, darunter Digitalis, Diuretika, Psychopharmaka, Anticholinergika, Barbiturate, Schmerzmittel, auch Abführmittel, die schließlich sogar ohne Kombination mit anderen Präparaten zu Kaliummangel führen können, und dadurch Verwirrtheitszustände auslösen. Unser besonderes Augenmerk sollte jedoch auf der Kombination verschiedener Präparate liegen. Das Ziel ist, zu entscheiden, welche der Präparate zuerst ersatzweise und dann endgültig durch homöopathische Arzneimittel ersetzt werden können. Hierzu benötigen wir eine genaue Kenntnis der pharmakologischen Wirkung allopathischer Medikamente.

- Nicht jedes Medikament kann abgesetzt werden, ohne die Gefahr einer Verschlimmerung herbeizuführen. Andererseits ist der Nutzen einer verantwortungsbewußten Substitution bei Patienten mit Verwirrtheitszuständen nicht von der Hand zu weisen.

- Ganz allgemein gilt: Ein Ersatz oder eine Unterstützung allopathischer Mittel (Kortison, ACE-Hemmer usw.) mit homöopathischen Arzneien sollte nur <u>sehr langsam</u> und <u>grundsätzlich nur</u> in Einvernehmen mit dem behandelnden Facharzt vorgenommen werden! Geben Sie, falls eine Substitution in Betracht kommt, vor der ersten Gabe des homöopathischen Arzneimittels *Nux vomica* zur »Neutralisation« des Organismus, bzw. nach Einsatz von Antibiotika eine Gabe *Sulfur.*

Versteckter Alkoholabusus

»Melissengeist« • Suchtgefahr • Wechselwirkungen

Hinsichtlich der Fremdmedikation sollten wir bei älteren Patienten auch dem Alkoholkonsum unsere besondere Aufmerksamkeit schenken.
Das abendliche Glas Wein oder Bier sollte ebenso wie das gelegentliche Schnäpschen in unserer Anamnese nicht ins Gewicht fallen. Vielmehr sollten wir unsere Fragen dahin richten, wie unser Patient mit so »harmlos« wirkenden Arzneimitteln wie »Melissengeist« umgeht. Immerhin enthält dieser 72 - 78 % reinen Alkohols und ist damit doppelt so stark wie so manche »harten« Spirituosen.

▶ Hier liegt eine versteckte Suchtgefahr!

Vier Kaffeelöffel »Melissengeist« am Abend bringen sicherlich einen beruhigenden, schmerzstillenden und deshalb schlaffördernden Effekt. Daß es sich dabei insbesondere auch um die Wirkung des Alkohols handelt, wird, gerade in Seniorenheimen, häufig verdrängt.

▶ Außerdem sollte der Arzt auch Wechselwirkungen des Alkohols mit anderen Arzneimitteln nicht außer Acht lassen und den Patienten dahingehend aufklären (z. B. mit Psycholeptika oder Nitroglycerin).

Compliance bei älteren Patienten

Darreichungsform • Medikamentenangst • Zeit zur Erklärung • Aufsicht

Die Compliance älterer Patienten steigt, wie bereits dargestellt, wenn der Arzt die Würde der Menschen in sein Handeln mit einbezieht und bestehende Behinderungen berücksichtigt. Dies gilt auch bei der Verordnung von homöopathischen Medikamenten. Die Gabe ist in Tablettenform zu empfehlen, da das Zählen der Tropfen aufgrund von Seh- oder Konzentrationsschwächen erschwert sein kann.

▶ Eine Tablette ist für ältere Patienten gut zu ertasten und einzunehmen. Die Verordnung von Globuli ist bei älteren, besonders bei behinderten Patienten nicht zu empfehlen, weil diese kleinen Kügelchen weder gezählt werden können noch gut greifbar sind, und nach meiner Erfahrung häufig in großen Mengen auf den Fußboden fallen; es sei denn, ein zuverlässiger Pfleger oder Angehöriger gibt das Medikament, das wegen seiner Süße auch von älteren Patienten noch gern genommen wird.

Häufig haben ältere Patienten Angst vor dem verordneten Arzneimittel, da sie den Ärzten nicht mehr vertrauen. Hier ist es notwendig, genügend Zeit zur Erklärung aufzuwenden.

▶ Zur Gewöhnung an die Einnahme der Arzneimittel ist es günstig, einen dem Patienten vertrauten Menschen, z. B. Angehörige, aufzufordern, bei der Einnahme anwesend zu sein, auch um zu überprüfen, ob der Patient die Arzneimittel tatsächlich schluckt.

Nach kurzer Zeit hat sich der Patient an die Einnahme gewöhnt, verspürt den Erfolg und ist dann auch bereit, die Medikamente ohne Aufsicht einzunehmen.

Homöopathische Anamnese am Lebensende

Angst • ärztliche Beobachtungsfähigkeit und Einfühlungsvermögen

Wenn wir zu einem sterbenden Patienten gerufen werden, benötigen wir ein besonderes Verständnis für die Situation des Sterbenden. Zumeist schauen die Patienten auf ein langes Leben voller Höhen und Tiefen zurück. In den letzten Stunden des Lebens ist keine große Anamnese mehr erforderlich. Trotzdem ist es notwendig, bei den wenigen zutage tretenden Zeichen und Symptomen Hinweise zu erkennen, die unsere Aufmerksamkeit auf ein in diesen Augenblicken hilfreiches Arzneimittel lenken.

Die **Angst** ist das wichtigste Symptom, das diese Patienten zeigen. Sie ist äußerst vielgestaltig. Die Patienten fürchten sich zum Beispiel vor dem Sturz in die ewige Finsternis, oder aber sie haben Angst, in ein grelles, blendendes Licht einzutreten.

Im folgenden möchte ich vier Arzneimittel vorstellen, die meinen Patienten in ihrer letzten Stunde hilfreich waren. In diesen Situationen muß sich der homöopathische Arzt hauptsächlich auf seine Erfahrung und auf seine **Beobachtungsfähigkeit** verlassen, denn häufig sind keine längeren Gespräche mehr möglich.

- **Arsenicum album** (Acidum arsenicosum) ist dann angezeigt, wenn der Patient offensichtlich Angst vor dem Tod hat. Dies zeigt er in seiner Unfähigkeit, allein zu sein: Er möchte unbedingt die Hand eines Angehörigen, eines Arztes, Freundes oder sonstigen Nahestehenden spüren. Wichtig ist, daß diese immer wieder ein paar Worte mit ihm wechseln. Diese Patienten frieren extrem. Wärme, z. B. in Form einer oder mehrerer Wärmflaschen, bringt Erleichterung. Große Unruhe treibt den Patienten fast noch aus dem Bett; er wirft sich trotz seiner Schwäche auf dem Lager hin und her. Er gibt immer wieder Anweisungen, wie die Verhältnisse nach seinem Tod geordnet sein sollen.
  In diesem Fall ist an *Arsenicum album* zu denken. Wir verordnen *Arsenicum album* C 30, 1–2 Kügelchen, die entweder in den Mund, oder in Wasser aufgelöst tropfenweise auf die Zunge gegeben werden. In sehr kurzer Zeit treten Ruhe, Furchtlosigkeit und Entspannung ein, die man auch in der Mimik des Patienten beobachten kann. Die häufige Konfrontation mit Sterbenden zeigte mir, daß Patienten, denen ich beim Übergang durch das große Tor zum neuen Leben *Arsenicum album* verabreichte, im Augenblick des Hinübergleitens Freude ausdrückten.

- **Aconitum napellus** wird bei Patienten verabreicht, die ebenfalls große Unruhe und Angst vor dem Tod zeigen. Sie nennen immer wieder neue Termine für ihr Ende, z. B., daß sie Mitternacht nicht mehr erleben werden. Sie haben Furcht vor der Dunkelheit, vor Gespenstern und vor dem Einschlafen. Sie haben Angst, nicht mehr aufzuwachen. In diesem Fall verordnen wir *Aconitum napellus* C 30, 1–2 Kügelchen entweder direkt in den Mund oder in Wasser aufgelöst auf die Zunge geben.

- **Tarantula** eignet sich hervorragend für Patienten, die sehr nervös sind. Ihre Beine, Arme und Rumpf befinden sich immer in Unruhe, wobei der ganze Körper, manchmal auch nur eine Extremität, dauernde und fast krampf- artige Bewegungen zeigt. Gezielte Bewegungen sind dem Patienten nicht möglich. Er ist nicht in der Lage, seinen Körper ruhig zu halten. Dabei verhält er sich gegenüber der geringsten Auf-

regung überempfindlich. Je nach Situation ist er extrem gereizt oder extrem traurig. Seine körperliche Überempfindlichkeit äußert sich besonders an den Fingerspitzen. Aber auch sonst ruft schon die leichteste Berührung Schmerzen hervor. Helles Licht ertragen diese Patienten nicht. Sie reiben den Kopf gerne gegen die Wand, das Kissen oder die Bettkante. Dies bringt nach eigenem Bekunden Besserung. Auch nachts wirft sich der Patient im Bett hin und her; er kommt mit minimalem Schlaf aus.
Wir können außerdem beobachten, daß der Patient sehr zornig reagiert, wenn seinen Wünschen nicht sofort Folge geleistet wird. Diesen emotionalen Ausbrüchen folgt eine völlige Erschöpfung.
Die Unruhe des Patienten wächst.
In späteren Stadien hat der Patient gelegentlich das Bedürfnis zu schlagen, auch wenn ihm die Kräfte fehlen. Er ist nicht mehr »zu halten«, und schlägt mit dem Kopf gegen die Wand.
Eigenartigerweise erfolgt eine deutliche Besserung dieser heftigen motorischen Reaktionen auf äußere Reize bei leiser, im Hintergrund laufender Musik.
Auch bei diesen Symptomen verordnen wir *Tarantula* C 30, 1-2 Kügelchen entweder direkt in den Mund oder in Wasser aufgelöst auf die Zunge geben.

▶ **Carboneum sulfuratum** ist ein weiteres empfehlenswertes Arzneimittel für die letzten Augenblicke. Diese Patienten zeigen eine absolute Indolenz. Sie lehnen alles, was die geringste Bewegung erfordert, träge ab. Sie haben Angst vor der Dunkelheit und vor der Zukunft, obwohl sie sich über ihren Krankheitszustand im klaren sind. Sie fürchtet sich vor Dingen, die man nicht näher bezeichnen kann. Große Gewissensangst drängen den Patienten dazu, immer wieder über das, was ihn belastet, zu sprechen. Es scheint ihm, als ob er große Sünden begangen hätte. Er verspürt aber keine Angst vor dem Alleinsein. Alle Symptome verschlimmern sich nachts.
In diesem Fall geben wir *Carboneum sulfuratum* C 30, 1–2 Kügelchen entweder direkt in den Mund oder in Wasser aufgelöst auf die Zunge. Dieses Arzneimittel bringt dem Patienten sehr bald Ruhe, die schließlich seine Ängste beseitigt, so daß sich der nun völlig normal sprechende Patient für die letzten Schritte in seinem Leben vorbereiten kann.

Es ist sehr interessant, in der »Reinen Arzneimittellehre« *Hahnemanns* (RAL Hahnemann I/264–313) das Kapitel »Mohnsaft« zu lesen. Hier finden wir auch ein Mittel, das uns in den letzten Lebensstunden des uns anvertrauten Patienten helfen kann, diesen Sterbenden ins Jenseits zu geleiten.

▶ **Opium** C 30 hilft bei Patienten mit mangelnder Reizbarkeit, Untätigkeit der Muskulatur, Stumpfheit des Gemütes, mangelndem Schmerzgefühl, Eiseskälte des Leibes, Totenblässe der Haut, mit leicht cyanotischem Teint, mit Schweißen und Wunschlosigkeit.

Am Ende dieses Abschnitts möchte ich Sie gerne auf das Gebet der *Heiligen Theresia von Avila* aufmerksam machen. Es formuliert viele der Nöte, Schwächen, Wünsche und Ängste älterer Menschen auf sehr einfache, ehrliche und auch humorvolle Weise und fördert das Verständnis für das Älterwerden.
Schreiben Sie an den Verlag; der Wortlaut wird Ihnen gerne zugeschickt.

Anamnese bei Borderline-Patienten

Ärztliche Verantwortung • Behandlungsgrenzen • paradoxe Symptome • Überweisung zum Facharzt

Manchmal erleben wir Patienten in unserer Praxis, bei denen schwer zu entscheiden ist, ob sie geistes- bzw. gemütskrank sind, oder Krankheit bzw. Gesundheit simulieren. Diese Patientengruppe ist mit Abstand die für den homöopathischen Arzt am schwersten einzuschätzende, da wir den Patientenaussagen gegenüber während des Anamnesegespräches immer wieder zwischen Glauben und Mißtrauen schwanken.
Unsere **ärztliche Verantwortung** führt uns gerade in solchen Fällen unsere Behandlungsgrenzen vor Augen.

▶ Nur unsere objektive Meinung und unsere schulmedizinischen Kenntnisse dürfen Richtlinie für die Entscheidung sein, ob wir homöopathisch behandeln können, oder ob eine Überweisung zum Facharzt indiziert ist.

Die Patienten selbst geben uns in vielen Fällen in ihrem Verhalten und in ihren Aussagen deutliche Hinweise, wie wir zu entscheiden haben. Auf keinen Fall dürfen wir uns zu Experimenten hinreißen lassen. Wir müssen uns der Gefahr bewußt sein, daß psychische Symptome immer auch homöopathisch relevant (»eigenartig«) erscheinen.
Geistes- bzw. gemütskranke Menschen lassen sich insbesondere an ihrer ausgeprägten Tendenz zur Angst erkennen. Wenn Sie in Ihrer Entscheidung unsicher sind, richten Sie Ihre Aufmerksamkeit insbesondere auf **paradoxe Symptome**. *Lycopodium*-Patienten berichten zum Beispiel häufig über ein paradoxes Appetit-Symptom: Ihr Appetit erscheint ihnen riesig. Kaum haben sie jedoch einige Bissen zu sich genommen, besteht nicht mehr der geringste Hunger. Zu weiteren Symptomen des *Lycopodiums* zählen aber auch Depressionen und der Hang zu Suizidgedanken. Bestätigen sich letztere Symptome beim Patienten im Gespräch, müssen sie psychotherapeutische oder psychiatrische Maßnahmen in Erwägung ziehen und den Patienten überweisen!

▶ Sind die Symptome **eindeutig pathologisch** in klinischem Sinne, z. B. bei Neurosen oder psychosomatischen Erkrankungen, können Sie höchstenfalls mit dem dann zuständigen Facharzt zusammenarbeiten, nicht aber auf eigene Verantwortung behandeln!

Ich habe versucht, Ihnen alles, was ich von der Anamnese weiß, hier zusammenzufassen. Es gibt Grenzen des Wissens – es gibt Grenzen des Könnens. Wissen, und nicht nur das Können einer Wissenschaft ist eine große Macht und gibt uns die Möglichkeit des Beherrschens.
Wir müssen uns selbst beherrschen, nicht den Patienten! Wir sollten unser Können beherrschen, aber nicht den, der zu uns kommt, damit wir ihm helfen. Helfen können wir ihm nur dann, wenn wir auch unser Herz mitsprechen lassen.

Literatur

1. *Balint, M.:* Der Arzt, sein Patient und die Krankheit. Klett-Cotta, Stuttgart 1991
2. *Barthel, H., Klunker, W.:* Synthetisches Repertorium, 3 Bde. 4. Aufl., Haug, Heidelberg 1992
3. *Künzli, J., Barthel, M.:* Kent's Repertorium Generale, 3. Aufl., Barthel 1992
4. *Dethlefsen, Th., Dahlke, R.:* Krankheit als Weg. Bertelsmann, München 1983
5. *Gadamer, H. B.:* Über die Verborgenheit der Gesundheit. Bibliothek Suhrkamp. Suhrkamp, Frankfurt a. M. 1993
6. *Gawlik, W.:* Arzneimittelbilder und Persönlichkeitsportraits. 2. Aufl., Hippokrates, Stuttgart 1996
7. *Hahn, H.P. von:* Das biologische Altern
8. *Hahnemann, S.:* Organon der Heilkunst. 3. Aufl. Hippokrates, Stuttgart 1982
9. *Hahnemann, S.:* Die chronischen Krankheiten, ihre eigentümliche Natur und homöopathische Heilung. 6. Aufl., Haug, Heidelberg 1994
10. *Hahnemann, S.:* Reine Arzneimittellehre. 6. Aufl. Haug, Heidelberg 1994
11. *Hartmann, F.:* Die Anamnese. Teil 1. In: Kinik der Gegenwart, Bd. X, hrsg. v. W. Gerok, F. Hartmann, H.-P. Schuster. Urban & Schwarzenberg, München 1992
12. *Kent, J.T.:* Repertorium der homöopathischen Arzneimittellehre, 4.Aufl. Übers. v. W. Erbe. Hippokrates, Stuttgart 1986
13. *Kent, J.T.:* Kents Repertorium der homöopathischen Arzneimittel, 3 Bde. Übers. und hrsg. von G. Keller u. J. Künzli von Fimmelsberg, 13. Aufl. Haug, Heidelberg 1993
14. *Kent, J.T.:* Zur Theorie der Hömöopathie. Übers. v. J. Künzli von Fimmelsberg. 2. Aufl. Verlag Grundlagen und Praxis, Leer 1973
15. *Köhler, Gerhard:* Lehrbuch der Homöopathie, Bd. 1. Grundlagen und Anwendung. 6. Aufl. Hippokrates, Stuttgart 1994
16. *Paschero, T.P.:* Wahre Menschenkenntnis – Das Fundament der Homöopathie. Übers. v. J. Gnaiger. KH 3 (1986) 92–95
17. *Voegeli, A.:* Das ABC der Gesundheit. Mit Anamnesefragebogen. 11. Aufl., Haug, Heidelberg 1994
18. *Voegeli, A.:* Homöopathische Therapie der Kinderkrankheiten, 6. Aufl. Haug, Heidelberg 1993

Repertorisationsbogen aller im Kent aufgeführten Mittel nach Marks. Haug, Heidelberg 1989

Repertorisationsbogen nach Dorcsi. Haug, Heidelberg 1984

Ein kontemplatives Simile

Wir sind am Ende der homöopathischen Anamnese angekommen und konzentrieren uns auf wieder Neues: Begreifen, bewerten, entscheiden. Oft und mit zunehmender Erfahrung öfter werden wird das »Simile« rasch finden. Aber es wird immer wieder Patienten geben, bei denen wir uns in der Entscheidung für das »richtigste« Arzneimittel schwertun.

Nachdenken, nachlesen, Erfahrung wagen, Intuition zulassen, - das sind Möglichkeiten, die uns auf unserem therapeutischen Weg begleiten.

Meine Erfahrung hat mich gelehrt, daß unseren in der Homöopathie verwendeten Arzneimitteln - pflanzlichen, mineralischen oder auch animalischen Ursprungs - jenseits allem Meßbaren heilende Kraft innewohnt. Diese Überzeugung wird auch in Ihnen wachsen, wenn Sie sich die Fähigkeit erhalten, ärztlich intuitiv zu handeln.

Wo Konzentration und Intuition versagen, wie wir so gar nicht mehr weiter wissen und uns kein leitendes Symptom, kein widersprüchliches Symptom, kein as-if die Richtung weist, da hilft die Kontemplation. Das »therapeutische Loch«, die jedem vertraute »Leere im Hirn« können Sie nutzen: Füllen Sie Ihren eigenen Energiespeicher; geben Sie sich nach, lassen Sie die Hilflosigkeit zu und öffnen Sie sich. Meditieren Sie, halten Sie Zwiesprache, beten Sie. Jeder wählt auch hier die ihm adäquate Form. Mir hilft mein aus dem Herzen kommendes Gebet, das ich Ihnen als »kontemplatives Simile« anvertrauen möchte.

Herr! Du kannst alle Türen öffnen,
selbst da, wo eben noch Wände waren.
Du hast mir geholfen,
die Nähe eines Menschen zu erfahren,
der Hilfe braucht.
Gib mir jetzt die richtige Brille,
daß ich das Simile finde
aus der Welt Deiner Schöpfung.
Meine Kraft reicht nicht mehr aus,
aber ich weiß, daß Du mir helfen wirst.
Du hilfst uns auch,
daß wir nicht im Lärm ertauben,
nicht im Flimmerlicht von TV erblinden,
nicht in unserer Luft ersticken,
nicht vor Bildschirmen verdummen,
daß wir nicht unter die Räder kommen,
daß wir nicht von der Reklame erschlagen werden,
daß wir nicht vor lauter Antennen
auf unseren Häusern die Antenne
für Dich oh Herr verlieren.
Hilf, daß wir uns nicht überschätzen,
daß wir unsere Grenzen finden und achten,
daß wir nichts vergötzen,
daß wir nicht unersättlich werden,
bescheiden und demütig werden.
Du hast uns Deine Schöpfung geschenkt,
zum Nutzen und Wohl der Menschen.
Unermeßliche Heilkräfte hast Du erschaffen,
laß Sie uns dankbar und ehrfürchtig benutzen
zum Wohl der uns anvertrauten Patienten.
Hilf unseren Händen, unserem Geiste
und vor allem unseren Herzen
mit Deinen Geschenken in Dankbarkeit umzugehen;
richtig umzugehen
und den Menschen, die Hilfe brauchen,
es auch richtig zu erklären.
Und gib uns die Kraft und die Erkenntnis,
Dich nicht nur immer um etwas zu bitten.
Sondern gib auch den frohen Mut,
Dir zu danken für Deine immerwährende Hilfe!
Amen.